100种珍本古医籍校注集成

医 林 绳 墨

明·方 隅 集撰 方 毂 校正

王小岗 贾晓凡 校注

中医古籍出版社

图书在版编目（CIP）数据

医林绳墨／（明)方隅撰；王小岗，贾晓凡校注．－北京：中医古籍出版社，2012.6
（100种珍本古医籍校注集成）
ISBN 978－7－80174－829－4

Ⅰ.①医… Ⅱ.①方…②王…③贾… Ⅲ.①中医病理学－中国－明代 Ⅳ.①R228

中国版本图书馆CIP数据核字（2010）第052055号

100种珍本古医籍校注集成

医林绳墨

明·方　隅　集撰　方　毅　校正
王小岗　贾晓凡　校注

责任编辑　吴炳银
封面设计　陈　娟
出版发行　中医古籍出版社
社　　址　北京东直门内南小街16号（100700）
印　　刷　北京金信诺印刷有限公司
开　　本　850mm×1168mm　1/32
印　　张　10.625
字　　数　198千字
版　　次　2012年6月第1版　2012年6月第1次印刷
印　　数　0001～3000册
书　　号　ISBN 978－7－80174－829－4
定　　价　20.00元

《100种珍本古医籍校注集成》专家委员会

主　任　曹洪欣

副主任　崔　蒙　柳长华

委　员　（按姓氏笔画为序）

《100种珍本古医籍校注集成》编委会

名誉主编 房书亭

主　　编 刘从明

副主编 郑　蓉　　杜杰慧　　郝恩恩

编　　委（按姓氏笔画为序）

于　峥　　王小岗　　王洪武　　王　梅

王惠君　　朱力平　　刘恩顺　　刘　婷

许　霞　　孙志波　　杨　健　　李成龙

李志庸　　李艳艳　　李德杏　　吴炳银

邱　功　　张效霞　　张　磊　　陈　曦

庞连晶　　郑　玲　　贾小凡　　贾萧荣

徐小鹏　　黄　涛　　黄　鑫　　曹　瑛

阚湘苓

序 一

中医药是中华民族的瑰宝，在我国各族人民长期的生产生活实践和与疾病作斗争中逐步形成并不断丰富发展，为中华民族的繁衍昌盛做出了重要贡献。作为中国特色医药卫生体系的重要组成部分，至今仍在维护人民健康中发挥着独特作用。中医药天地一体、天人合一、天地人和、和而不同的思想基础，整体观、系统论、辨证论治的指导原则，以人为本、大医精诚的核心价值，不仅贯穿于中医药对生命、健康和疾病的认知理论和防病治病、养生康复的临床实践，而且深刻地体现了中华民族的认知方式、价值取向和审美情趣，具有超前性和先进性。随着健康观念变化和医学模式转变，中医药越来越显示出其宝贵价值、独特优势和旺盛的生命力。

中医药古籍作为保存和传播中医药宝贵遗产的知识载体，记载了几千年来医药学家防病治病的临床经验、方药研究成果和医学理论体系，是不可再生的珍贵资源，是中医药学继承、发展、创新的源泉，具有重要的历史、文化和科学价值。但是由于种种原因，中医药古籍的保护、整理与利用状况令人担忧。这些珍贵的典籍有的流失海外，国内已不存；有的尘封闭锁，不为人所知所用；有的由于多年的自然侵蚀和保管条件缺乏而面临绝本的危险。抢救和保护好这些珍贵的历史文化遗产已刻不容缓。

国家十分重视中医药古籍的保护、整理和利用。《国务院关于扶持和促进中医药事业发展的若干意见》明确指出，要做好中医药继承工作，开展中医药古籍普查登记，建立综合信息数据库和珍贵古籍名录，加强整理、出版、研究和利用，为做好中医药古籍保护、整理和利用工作指明了方向。近年来，国家中医药管理局系统组织开展了中医药古籍文献整理研究。中国中医科学院在抢救珍贵的中医药孤本、善本古籍方面开展了大量工作，中医古籍出版社先后影印出版了大型系列古籍丛书、珍本医书、经典名著等，在中医古籍整理研究及出版方面积累了丰富的经验。此次，中医古籍出版社确立"100 种珍本古医籍整理出版"项目，组织全国权威的中医药文献专家，成立专门的选编工作委员会，多方面充分论证，重点筛选出学术价值、文献价值、版本价值较高的 100 种亟待抢救的濒危版本进行校勘整理和出版，对于保护中医药古籍，传承祖先医学财富，更好地为中医药临床、科研、教学服务，弘扬中医药文化都具有十分重要的意义。衷心希望中国中医科学院、中医古籍出版社以整理研究高水平、出版质量高标准的要求把这套中医药古籍整理出版好，使之发挥应有的作用。也衷心希望有更多的专家学者能参与到中医药古籍的保护、整理和利用工作中来，共同为推进中医药继承与创新而努力。

中华人民共和国卫生部副部长
国家中医药管理局局长　　王国强
中华中医药学会会长

2010 年 1 月 6 日

序 二

中医药学以临床疗效为基础，在累代实践、认识的观察链条中凝结着珍贵的生命科学知识。这些知识记载在中医药古籍文献中，如震惊世界科技界并获 1992 年中国十大科技成就奖之一的青蒿素就是受距今 1600 多年前晋代医家葛洪《肘后备急方》中记载启示研制成功的。因此可以说，中医药学的创新离不开古医籍文献。换句话说，中医药古籍文献是中医药学发展的源头活水。要想很好地发掘利用中医古文献，其前提就是对其进行整理研究。然而，大量古医籍未得到应有的整理和出版，中医古籍中蕴藏的丰富知识财富未得到充分的研究与利用，极大地影响了中医学的继承发展以及特色优势的保持与发挥。为使珍贵中医典籍保存下来，并以广流传，服务于中医临床、科研及教学，中医古籍的整理、研究及出版具有非常意义。

《国务院关于扶持和促进中医药事业发展的若干意见》指出，中医药（民族医药）是我国各族人民在几千年生产生活实践和与疾病作斗争中逐步形成并不断丰富发展的医学科学，为中华民族繁衍昌盛做出了重要贡献，对世界文明进步产生了积极影响。新中国成立特别是改革开放以来，党中央、国务院高度重视中医药工作，中医药事业取得了显著成就。但也要清醒地看到，当前中医药事业发展还面临不少问题，不能适应人民群众日益增长的健康需求。意见明确提出："做好中医药继承工作。开展中医药古籍普查登记，建立综合信息数据库和珍贵古籍名录，加强整理、出版、研究和利用。"

中医古籍出版社承担的"100种珍本古医籍整理出版项目"，是集信息收集、文献调查、鉴别研究、编辑出版等多方面工作为一体的系统工程，是中医药继承工作的具体实施。其主要内容是经全国权威的中医文献研究专家充分论证，重点筛选出学术价值、文献价值、版本价值较高的100种亟待抢救的濒危版本、珍稀版本中医古籍以及中医古籍中未经近现代整理排印的有价值的，或者有过流传但未经整理或现在已难以买到的本子，进行研究整理，编成中医古籍丛书或集成，进而出版，使古籍既得到保护、保存，又使其发挥作用。该项目可实现3项功能，即抢救濒危中医古籍，实现文献价值；挖掘中医古籍中的沉寂信息，盘活中医药文献资料，并使其展现时代风貌，实现学术价值；最充分地发挥中医药古代文献中所蕴含的能量，为中医临床、科研及教学服务，实现实用价值。

当前，中医药事业正处在战略发展机遇期，愿"100种珍本古医籍整理出版项目"顺利进行，为推动中医药事业持续健康发展、弘扬中华文化作出应有的贡献。

中国中医科学院首席研究员 曹洪欣

2011 年 3 月 6 日

4

校注说明

　　《医林绳墨》，又名《医林绳墨大全》，明代综合性医书，全书八卷。明·方隅集撰，方穀校正。初刊于明万历十二年（公元 1584 年）。清康熙十六年（公元 1677 年）江宁周京（字雨郇）重刊时，对本书篇目有所调整，另增补家藏奇效验方及眉批，辑为九卷，易名《医林绳墨大全》。全书凡八十三症，卷一论风、寒、暑、湿、湿热、燥、火、疟、痢诸病症，卷二至卷六论述内科杂病，卷七论耳、目、口鼻、咽喉、舌及积聚、癥瘕、痞块、秘结、恶寒发热诸病症，卷八分述妇人经、带、胎产及部分外科病症，另及痛风、历节风等。本书原系方穀为便于后学习医者而撰写之讲稿，由其子方隅整理编辑，方穀复逐一校正而成。其医论多宗《内经》、《脉经》、《伤寒论》、《金匮要略》之旨，旁及刘河间、张子和、李东垣、朱丹溪及后世著名医家学说，并参酌己见，加以阐发，论理既不拘于成说，也不泥古非今。各科病症，均首列医论，推论病源，剖析机理，后继以随证处方，据方措药，并详其药性、配伍、加减变化，各症之后，另立"治法主意"一项，概括阐明本症诊治要点，及其宜忌。凡前人立论，之所未及，或所立之方，未及著论，或方论不齐，难以运用者，均一一为之申明补配。全书论证清晰，多宗经旨，缕析旧观，

5

形式规整，不仅充分体现了方氏医学注重理法方药一以贯之的学术特点，而且也为初习者临症指明了登堂入室的方向，素为后世医家所重。

方榖（公元1508～1600年），明代医家，钱塘（今杭州）人，任当地医官，有较为丰富的临症经验，并有门生数人。77岁时，所著《医林绳墨》一书由其子方隅编集成册，由他自己校正而成，另著有《脉经直指》七卷（今存）、《本草纂要》（一作《本草集要》）十二卷（今残存七卷）等书。在医理上，宗《内经》、《脉经》、《伤寒论》等古典医籍，参证宋金元等名家之说，对初学中医有一定参考价值。

方隅，明代医家，钱塘（今杭州）人。方榖之子，将其父平日著述编集成册而成《医林绳墨》。

该书现存明万历十二年方榖校刻本、清康熙十六年周氏向山堂重刊本、康熙四十九年赵氏廓然堂刻本、嘉庆二十年（公元1815年）松江陈熙刻本等，通行本为1957年商务印书馆之铅印本。

1957年，商务印书馆排印出版此书，底本为明代初刊本，参看周京刊本，为繁体竖排。今得中国中医科学院图书馆藏本，检之是书，治法主意后未出方药，且各卷列证，多有不同，论证之文，又多差异，故本次整理以中医科学院图书馆藏清康熙十六年丁巳（公元1677年）向山堂刻本为底本，参校商务印书馆1957年排印本（后简称"商务本"），改繁就简，加以句读，横排出版。作凡例说明如下：

一原书竖排，今版右改为上，左改为下。

一原书繁体，今版繁简字、异体字径改，不出注。

一书中通假字、古今字、中医药专业用语，遵目前习惯语汇改出，如鞕直改作硬，藏腑直改作脏腑，山查直改作山楂，舌胎直改作舌苔，下痢直改作下利，牛旁子直改作牛蒡子，濇直改作涩，踡直改作蜷，痠直改作酸，朱苓直改作猪苓，注夏直改作疰夏，香茹直改作香薷，绞肠沙直改作绞肠痧，三稜直改作三棱，砅砂直改作朱砂，当归稍直改作当归梢，琐阳直改作锁阳，多疱直改作多泡，蚤婚直改作早婚，怠惓直改作怠倦，嗌直改作咽，河涧直改作河间，射香直改作麝香，礶通罐，媾通媾，斑苗直改作斑蝥，蜜蒙直改作密蒙，青箱子直改作青葙子，芦甘石直改作炉甘石，活石直改作滑石等，此处列出，文中不复赘述。

一书中难字及生僻语汇，均另出注。

一书中字、词、文意有明显错误者，未在原文改出，以"恐为…之误"形式出注。

一书中尚有引文来源误差者，出注改之。

一书中部分方剂或未出药味，或未出剂量，或剂量未全，凡可查找相符者，出注补充，并注明出处，余未能检索，或索方与书中差异较大者，未录。

校注者

医林绳墨方序

绳墨一书，乃为后学习医之明鉴，俱领内经、景升、东垣、丹溪、河间诸先生之成法，而著方立言，非方榖一人之私论也。盖医之一道，其理甚微，其责甚重，活人生人，在此三指之下，两剂之中，若无主见，未有不杀人者。榖自肄业以来，早夜精心，微危是慎。日与诸门弟子谆切讲解，故以生平所读之书，意味深长之理，时刻玩诵，或前先生所立之论未及配方，或前长者所主之方未及著论，方论不齐，难以应用，由是一一配合，必使补泻升降得宜，寒热温凉有准，分门别类，酌病授汤，如涉海者授之以指南之针，如登山者告之以曲折之路。又复定立主意，俾不犹疑，庶使后之有志救世者，引绳画墨，不致以生人之道而为死人之具也。如其中见有差讹，识有未到，凡我同志，乞为笔削论订之，则医林幸甚，而医之为道亦幸甚。

万历甲申八月既望日七十有七老人钱塘医官方榖书

医林绳墨大全序

尝考医学肇自轩皇，苟非圣神，亦乌能安危而起死也哉？虽然世必圣神而后能精医学，则民生寿命之急，须与造化功用所不及，而赖为赞助者，不待一传二传，而斩其术于不可继矣。则古人达为良相，不达为良医之说不亦①大欺后世与吾人也欤？而何其拯救之功与燮理之用，每并垂而不朽也。则亦侍医之有经可遵，有书可守而已然，而高明之士多视为小技，漫不究心，一旦身有病，与所亲之人有病，则悉付之庸愚之手，使庸愚之陋识反得以握贤智之生死，是亦大可痛惜也矣。间有涉猎斯术者，又自恃聪明，不肯究极精深，仅知粗浅，即自信自用，以致自误误人，其害尤甚。故余尝鉴之而思为身计，并思为身所亲计，又思为天下之有身有亲者计，是以究心于医学，其诸书充拣②汗牛者，自揣贫力不能致，即有约而未精者亦自揣，识有未充，用必寡当，夫书至余不能致，则凡习医之贫者自皆不能致之矣，余识未能充用而寡当，则凡工医之识有未能充者，

---

① 不亦：恐为"不异"之误。
② 拣：恐为"栋"之误。

2

必皆用之而寡当矣。况其中即有奉为金科玉律者又或彼此异见，法用殊途，每不足以一人之心志定人之趋守，正鳃鳃焉其难之。乃于友人秘笈中得见钱塘方先生所著医林绳墨一书，书分九卷，卷各九篇，篇详八十一症，症各有论，论列有方，方有加减，其间诸证之脉候，诸药之性情，咸详载于各病各函之中，又复今古同参，标明主意，余取而读之，既喜其博取而精研，复爱其深思而透悟，表里阴阳辨之甚晰，望闻问切合以论功，且所持论，一禀遗经，而察寒热、审虚实，调剂变通，总蕲中病①而止，既不胶于古方，又不拘于成说。余于是搆为笥珍，凡有病者，或商问于余，或求治于时医而不效，一照所论而施治之，见功十尝八九。噫！抑何其神奇也乎！因叹余不习医，又非知医，疗不切脉，病惟问证，而授药即报痊可者，要不过奉此绳墨以为救人之针筏耳。后渐为工医者，所知每每索录，余因不惜资费，梓而布之，更附以家藏奇效诸验方，使世之览者，咸知其病用某方而得宜，某方用某药而合当，某药用之于某症中窾而回生②。且也知某病之起有类于某症，而实不可一例而医，某症之成大不同于某病，而亦可触类而通

①　总蕲中病：蕲，通祈，《庄子·齐物论》：不悔其始之蕲生乎？

②　中窾而回生：窾，空处也，《庄子·养生主》：批大郤，导大窾。

3

合。宜而用，则于世之疾苦沉疴未必无裨也，又未必不与仲景、东垣、丹溪、河间、立斋诸前辈所著书互有发明也。况仲景、东垣、丹溪、河间、立斋诸前辈所著书即所襦汗牛充栋者，也夫得先于斯集，约而求之，分门别类，扼其要领，获其旨归，而后从而该博焉，是又以精益精之大捷经①矣。若夫卷分惟九，篇各用九，证尽九九，此又先生生人生世之微衷矣。盖九为阳数，世赖阳气而常生人，得阳气以不死，矧诸病逢阳则易治，有阳则可治，无阳则不治，是先生之以九编集也，阳道也，即寓生世生人之妙道也。先生何时人，生于前之隆庆，失厥襦字，其著是书也，乃在万历之甲申有引自号为七十有七老人仁和医官方毂，想亦家世相传而善精岐黄之学者欤。

时康熙十六年岁在丁巳立春后九日向山堂夕惕主人

周京雨郇氏序

---

① 经：恐为"径"之误。

4

目 录

医林绳墨大全卷之一

明　钱塘方毂著

江宁周京辑

松江陈熙重刊

中风 附中脏中腑中血脉中经中气类中风

《内经》曰"邪之所凑，其气必虚"，风之中人，其中必重，盖中者，中人于内，拔之而难出也，惟体虚者多有是症焉，因其营卫衰、真气去，则风邪易入。然其症有中脏、中腑、中血脉、中经之不同，中腑者多著四肢，为表症而脉浮，恶风恶寒，拘急不仁，治宜以小续命汤汗之，得小汗为可复也。中脏者多滞九窍，为里症，唇缓鼻塞，舌不转而失音，耳聋而眼瞀，大小便闭，痰涎壅盛，不能言语，危甚风烛，急宜以三化汤、麻仁丸下之。中血脉者，病在半表半里，口眼㖞斜，语言不正，痰涎不利，手足瘫痪，宜以二陈汤加竹沥、姜汁，若外有六经之形症，则从小续命汤加减以发其表，后用通圣散辛凉之剂兼治其里。若内①便溺之阻隔，肢

---

① 内：恐为"内有"之误。

不能举，口不能言，此中经也，宜大秦艽汤、羌活愈风汤，先补其血，次养其筋，如瘫痪者，有虚有实，经所谓"土太过，则令人四肢不举"，此膏粱之疾，非肝肾之虚，治宜泻之，令土平而愈，用三化汤、调胃承气汤，选而用治。若脾虚之人，亦有四肢不举，但所中无痰涎，言语或不利，治宜十全大补汤及四物汤，去邪以留正也，经云"治风先治血，血实风自灭①"，正此谓欤。至于子和屡用汗吐下三法治之，而丹溪则曰治须少汗，亦宜少下，多汗则虚其卫，多下则损其荣，故经有汗下之戒，当审其虚实而用之。诸书俱谓外中风邪，惟刘河间作将息失宜，水不制火，亦是而不若东垣谓地有南北之殊，病因有感受之异也。盖西北地高，东南地卑，西北之所中者，多因风土太厚，所食腥膻、葱韭、酒面，助热生风，动火生痰而然也，宜用三化汤、承气汤、通圣散之类；东南之所中者，则因湿生痰，痰生热，热生风也，宜以枳桔二陈汤加芩连之剂，以吾论之，此药但可用于中风少缓之时，未可施于中风卒暴之际，至若脏腑之证见，苟非急用三化与续命等汤，宁得起死回生乎。至丹溪体河间、东垣之说，而以内伤主治，王安道以为因内伤者自是类中风，与风绝无相干，宜别而出之。总之此症人所禀有虚实，则受病有重轻，体之厚者，多即感而伤，体之虚者，每偶得而中。今局

---

① 血实风自灭：亦作血行风自灭。

2

方本以外中而以内伤热症混同施治，具载方书，害人匪轻，夫外感者，病在表，为有余，内伤者，病在里，为不足，然皆由血虚有痰，或挟或与湿，治宜发散补养之剂。若有谓为死血、瘀血留滞不行，故成是病者，岂理也哉，是以外中风邪，见五脏之症者，十有九死，苟得此病？于中倒之时，不可令卧，必使人扶之坐起，用法调治。初宜急掐人中，俟醒，次用捻鼻取嚏，或以牙皂、细辛末取嚏，再以鹅翎绞痰，三者之间，得嚏、得唾即可治也，否则难救。若中倒之时，言语得出一二句，方可用药，宜二陈为主，加竹沥、姜汁，气虚者配四君子，血虚者配四物汤，气实者加枳、朴、山楂，血实者加桃仁、红花，有火者加芩、连、山栀，脾虚者加白术、茯苓，胃实者加枳实、大黄。病壅盛者，口眼㖞斜，不能言语，皆用吐法，宜瓜蒂散、稀涎散吐之，若服后不吐，此为气不能转者，为不可治，设或气虚卒倒者，参芪补之，挟痰者二陈汤加参、术、竹沥予之，血虚挟痰者，用姜制当归，更加二陈、竹沥予之。半身不遂，此卒多痰，亦宜前法，二陈调治，肥白人多湿，少加苍术，瘦人多火，多加芩、连。其或遗尿，属气虚，以参芪补之，小便不通，不可用利药，如热退自利。设或口不能言者为心绝；唇吻手撒者为脾绝；眼合直视者为肝绝；遗尿面墨者为肾绝；醋睡自汗者为肺绝，此名脱症。如止牙关紧闭，两手握固，则为闭症，闭症则可以苏合香丸、牛黄至宝之类灌之。如见脱证，惟宜以大剂理中汤灌之，及灸脐下，虽曰不治，亦可望救十中之一，若误投苏合、黄牛①等药，即终难活矣，盖斩关夺门之将，原为闭证设也，若施之脱证，如人既入井，又下之石矣，世人陷此弊而死者不可胜数。许学士云"气中者，亦类中风，因于七情所伤，暴怒伤阴，暴喜伤阳，故郁怒不舒，气多厥逆"。初得便觉牙关紧急，四肢逆冷，手足颤掉而扑去者，此中气也，不可同中风论治，如以风治，杀人必矣。盖中风身温，且多痰涎，中气身冷，并无痰涎。中气宜以苏合香丸灌之，俟醒后以桔枳二陈汤治之为妙，《脉经》曰"中风脉浮滑，兼痰气，其或沉滑，勿以风治"，或浮或沉，而微而虚，扶危降痰，风未可疏，浮迟者吉，急疾者凶。

愚再按：风之中于人也，必从外入，由其腠理空虚，脏腑不实，故直中于内而无阻滞者也。所以中于心则失音不言，中于肝则眼合难开，中于肺则自汗不收而取嚏不来，中于脾则牙关紧急而探吐不得，中于肾则遗尿昏倦而醒不知人。此为五脏直中之症，救之必难，若见一症，尚望收治，设或二三经中，则邪胜于正，死期必矣。若中经中腑之症，口眼歪斜，左瘫右痪，语言不遂，痰涎壅盛，自汗恶风，便溺阻隔，此为可汗之症，但依经旨而治之，又有肝木之气胜，脾土之气衰，木能生风而导泄脾气，则偶为所中有似中风之症者，亦可类中风而治之以二陈加减用之可也。至若痰壅上者，则先

---

① 黄牛：据文意，恐为"牛黄"之误。

4

吐而后中，痰壅下者可先便而后中，二者皆正气空虚，亦能至死，但少苏醒者可治，昏不知人者难治。又有东南之人，皆是湿土生痰，痰生热，热生风，如是中者，但中之少缓，虽有痰涎壅盛，而无言语蹇滞①，虽有便溺阻隔，而无眼合遗尿，用芩连二陈汤从其轻重加减调治可也。又有心事拂郁，偶为大怒所充，不能发越，一时而中者，亦宜二陈汤清气豁痰。或有内气不充，饮食不调，风寒拂郁而中者，亦宜二陈汤消导宽中。亦有劳力太过，精神竭尽而中者，其症头晕自汗，汗收而醒，宜以补中益气汤用治。亦有房劳太虚，精神断丧而中者，其症冷汗自来，深思昏愦，宜以十全大补汤调治。由此论之，皆类中风之症，亦未尝有似中风之形也，自当分而辨论，大抵真中风之症少，类中风之症多，真中风者难治，类中风者易治，中脏者难治，中腑者易治，此治之之大端也。

治法主意：真中风见者，决不可治，类中风者虽以二陈汤为主，不若治风先治血，血实风自灭。

中风主方

小续命汤

治中腑，外有六经之形症，中风自汗者，不可重发汗。此药不可轻用。

———————————

① 蹇滞：恐为"謇滞"之误。

麻黄　人参　黄芩　白芍　附子　防己　桂枝　川
芎各七分　防风一钱　杏仁　甘草各七分

姜三片，水煎服。

三化汤

治中脏，内有便溺之阻隔。

厚朴　大黄　枳实　羌活

各等分，水煎服，以利为度。

麻仁丸 亦名脾约麻仁丸

治肠胃热燥，大便秘结。

厚朴去皮，姜制炒　芍药　枳实麸炒，各半斤　大黄蒸
焙，一斤　麻仁别研，五两　杏仁去皮煎炒，五两半

上为末炼蜜和丸，如桐子大，每服二十丸，临卧用
温水下，大便通利则止。

二陈汤

理一身之气，治一身之痰。

陈皮　白茯苓各一钱五分　半夏二钱　甘草五分

姜三片，水煎服，欲下行加引下药，如防己、黄
柏、木通之类，欲上行加引上药，如升麻、防风、柴胡
之类。

防风通圣散

治中腑，风热壅盛，表里三焦皆实，及诸风等症。

防风　川芎　当归　白芍　大黄　芒硝　连翘　薄
荷叶　麻黄各四分　石膏　桔梗　黄芩各八分　白术　栀
子　荆芥穗各二分　滑石一钱四分　甘草分半

加姜三片，水煎温服。

大秦艽汤

治中经，外无六经形症，内无便溺阻隔，血弱不能养筋，故手足不能运动，舌强不能言语，宜养血而筋自荣。

秦艽　甘草　川芎　当归　白芍各一钱　细辛二分半　羌活　防风　黄芩　白芷　白术　生地　熟地各五分　独活　白茯苓　石膏各一钱

夏春加知母，天阴加生姜三片，心下痞满加枳实一钱。

羌活愈风汤

羌活　甘草炙　防风　防己　黄芪　蔓荆子　川芎　独活　细辛　枳壳　麻黄去根　地骨皮　人参　知母　甘菊花　薄荷叶　白芷　枸杞子　当归　杜仲炒　秦艽　柴胡　半夏　厚朴姜制　前胡　熟地黄各二钱　白茯苓　黄芩各三钱　生大黄　苍术　石膏　芍药各四钱　官桂一钱

上㕮咀，水二盅煎一盅，温服，天阴加姜三片。

调胃承气汤

治大肠阳明，不恶寒反恶热，大便闭结，谵语呕渴，日晡潮热，脉实者。

大黄六钱五分　芒硝一合　甘草二钱

以利为度，方中除枳壳，欲其无犯上焦也。

十全大补汤

当归二钱　川芎　白芍　地黄各一钱五分　白术　茯苓各二钱　人参五分　炙甘草五分　黄芪　肉桂①

水煎服。

四物汤

补血要药。

当归二钱　川芎　白芍　地黄各一钱五分

水煎服。

大承气汤

治阳邪入里，上中下三焦皆病，痞满燥实坚皆全，胃实谵语，五六日不大便者可服，并治少阴舌干口燥，日脯②发热，脉沉实者。

大黄七钱五分　枳实　厚朴各一两　芒硝五钱

上水先煎枳实③数沸，次入硝、黄，煎一沸，温服，以利为度。

枳桔二陈汤④

枳壳　桔梗　陈皮　白茯苓　半夏　甘草

姜三片，水煎服。

---

① 十全大补汤方中：黄芪、肉桂用量未出，考《太平惠民和剂局方》中诸药等分。

② 日脯：恐为"日晡"之误。

③ 枳实：恐为"枳实、厚朴"之误。

④ 枳桔二陈汤：出《医宗金鉴》，亦未载用量。

四君子汤

补气要药。

白术　茯苓各二钱　人参一钱五分　炙甘草五分

瓜蒂散一名独圣散

治中风膈实痰盛，及诸痫，痰饮壅溢等症。

甜瓜蒂一两炒黄色

上为细末，每服五分，或服一钱，量人虚实，用之以酸齑①汁调下，以吐为度，吐罢宜服降火药、利气安神定志药。

稀涎散

治中风痰涎壅盛，口眼歪斜，隔塞不通等症。

白明矾一两炙，半生半枯　猪牙皂角四荚，去皮炙黄

上为细末，每进一二钱，温水调下，以吐为度。

苏合香丸

治传尸、骨蒸、痊忤、鬼气、卒心痛、霍乱、吐利、时气、鬼魅、瘴疟、疫痢、瘀血月闭、痃癖、丁肿②、惊痫、中风中气、痰厥昏迷等症。

白术　青木香　犀角　香附炒去毛　朱砂水飞　诃黎勒煨，取皮　檀香　安息酒熬膏　沉香　麝香　丁香　荜茇　龙脑　薰陆香别研　苏合香各一两

上为细末，研药匀，用安息香膏并苏合香油炼蜜和

---

①　齑：通齑，意为切碎的腌菜或酱菜。

②　丁肿：即言疔肿。

丸，如弹子大，以蜡匮固绯绢，当心带之，一切邪神不敢近。

牛黄至宝丹

治中风不语、中恶气绝、中诸物毒、疫毒、瘴毒、蛊毒、产后血晕、口鼻血出、恶血攻心、烦躁气喘、吐逆、难产、闷乱、死胎不下，并用童便姜汁磨服，又疗心肺积热、呕吐、邪热攻心、大肠风秘、神魂恍惚、头目昏眩、眠睡不安、唇口干燥、伤寒谵语。

人参　天竺黄　生乌犀屑研　朱砂研飞　雄黄水飞　生玳瑁研　琥珀研，各一两　麝香　龙脑研，各二钱五分　金箔半入药半为衣　银箔研，各五十片　牛黄　天南星水煮软，切片，各半两　安息香一两半，为末，以无灰酒搅澄，飞过，滤去沙土，约得净数一两，火熬成膏

上将生犀、玳瑁为细末，入余药研匀，将安息香膏重汤煮烊，入诸药中，和搜成剂，盛净器中，并旋丸如梧桐子大，用人参汤化下三丸至五丸。

理中汤

人参一钱　炙甘草八分　干姜炒黑五分　白术二钱
水煎服。

芩连二陈汤

黄芩　黄连　陈皮　白茯苓　半夏　甘草
水煎服。

补中益气汤

治中气虚弱，饥困劳倦。

10

黄芪　人参各一钱　白术　当归各七分　炙甘草　陈皮　升麻　柴胡各五分

水二盏，姜枣同煎，食远服。

伤　风

河间曰"伤风之症，或头疼项强，肢节烦痛，或眼胀肌热，嚏呕鼻塞，或头眩声重，咳嗽有痰，或自汗恶风，心烦潮热，其脉阳弦而滑，阴濡而弱，此邪在表，冬月宜桂枝汤，若汗出而加项强者，桂枝葛根汤，或伤风无汗者，当作伤寒治之，可用紫苏、麻黄，不可用桂枝、芍药，恐有变症。或已服桂枝，及烦而不解，无表症者，刺风池、风府，宜以双解散，免致有桂枝、麻黄之误。大抵伤寒恶寒，伤风恶风，理必然也。"盖风善伤卫，然卫者，阳气也，阳与阳合，则客之而入于腠理，及疏而不能卫护，必自汗而恶风也，然用桂枝以实其表，使身汗自敛，风邪自出，此仲景之大法也，否则无汗而过用之，非惟痰火所生，亦且吐血、烦躁、咽痛之症变矣，戒之戒之。若或饮食过伤，又兼伤风者，必用内伤外感治之，宜以二陈汤加苏、葛、白术、山楂，或感冒而肢体重痛，痰涎不利者，宜以二陈加苍术、干葛。或起居不时，房劳之后，以至①感伤者，亦宜二陈

----

① 以至：恐为"以致"之误。

11

汤加参、术、归、苏。或伤风兼伤寒者，宜以十神汤大解其表，在夏月羌活冲和汤亦可。或风伤兼里症者，宜以防风通圣散。或小儿伤风，咳嗽有痰，用二陈加桔、枳、前胡，表实者加紫苏，表虚者加白术。许学士云"伤风恶风，非防风不能治其风，自汗有汗，非甘草不能治其汗，头痛者必用川芎，项强体痛者必加羌活，身痛体重者可用苍、朴，肢节腰痛者可加独活，目痛鼻干不眠者必用黄芩，有热者须加前胡、干葛，此千载不易之良法也"，录之。

愚再按：有汗恶风者，为伤风，吾见伤风无汗而恶风者亦有之矣，但头痛身热而与伤寒相同，鼻塞声重自与伤寒为异耳。伤风乃背恶风，见风则喷嚏不已，伤寒恶寒乃一身俱恶，虽近温暖不除，伤风避风而居温暖之室，则热得发越而自汗多来，风可解矣，故曰风从汗泄，邪从汗解。所以伤风之症，用参苏饮、葛根汤轻扬以散表，二陈汤清痰以止嗽，或加桑、杏以疏泄其肺气，用前、芩以清解其邪热，此治之大端也。许学士治伤风发散用干葛，干葛甘寒可以解肌表也，否则大解而用麻黄、十神，则自汗不收，必致阳虚而失手，切宜记。

治法主意：有汗当实其表，无汗当发其表，凡发不可大发也，又当以疏泄之。

伤风主方

桂枝汤

治太阳中风，发热汗出，鼻鸣干呕。

桂枝 芍药各二钱 甘草一钱

水盏半，生姜五片，大枣三枚，煎八分温服。

桂枝葛根汤 即桂枝、葛根二汤合，止去麻黄

治伤风项背强，及有汗不恶风柔痉。

葛根一钱五分 桂枝 芍药 甘草各六分

水二盅，生姜五片，大枣两枚，煎一盅服。

紫苏汤

紫苏茎叶 桑白皮 赤茯苓各一钱 郁李仁去皮尖炒，二钱 羚羊角镑 槟榔各七分 桂心去皮 枳壳麸炒 独活 木香各五分

水盅半，姜一片，煎八分，温服。

麻黄汤

治太阳经脉浮紧，头痛身疼，发热恶寒，无汗而喘。

麻黄二钱去① 桂枝一钱 甘草五分 杏仁八枚，去皮尖炒

水盏半，生姜三片，枣一枚，煎八分，热服。

---

① 二钱去：恐为"二钱"，"去"为衍文。

芍药汤

芍药　当归　黄连　黄芩　大黄　肉桂　甘草　槟
榔　木香

上九味㕮咀，水二盏，煎一盏，去渣温服。

双解散

防风　大黄　白芍　薄荷　当归　甘草　朴硝　川
芎　白术　山栀　连翘　黄芩　桔梗　麻黄　荆芥　滑
石　石膏

双解散，刘河间用通圣散加益元，蒸以葱须、豆豉
是也。

二陈汤已见中风

十神汤

冬月发表要药

紫苏叶　白芷　甘草　麻黄　陈皮　香附　葛根
川芎　升麻　赤芍

葱、姜煎服取汁。

羌活冲和汤即丸味羌活汤①

治四时触冒不正之气，增寒②壮热，头痛身热口渴。

羌活太阳　白芷阳明　黄芩少阳　苍术太阴　细辛少阴
川芎厥阴　防风治一身痛　生地治少阴身热, 去血中之热　甘

---

① 丸味羌活汤：恐为"九味羌活汤"之误。

② 增寒：恐为"憎寒"之误。

14

草和诸药，去气中之热

易老自序云：此方冬可以治寒，夏可以治热，春可以治温，秋可以治湿，是诸路之应兵也。但于阴虚气弱之人，当消息用之，不可执一。

防风通圣散

治中腑风热壅盛，表里三焦皆实，及诸风等症。

防风　川芎　当归　白芍　大黄　芒硝　连翘_{各四分}半　薄荷叶　麻黄_{各四分}　石膏　桔梗　黄芩_{各八分}　白术　栀子　荆芥穗_{各二分}　滑石_{二钱四分}　甘草_{三分}

每加姜三片，水煎温服。

参苏饮

治伤风，发热头痛，咳嗽，涕唾粘稠。

人参　紫苏叶　干葛_洗　半夏_{姜汁制炒}　前胡_{去苗}桔梗_{去芦}　枳壳_{麸炒}　陈皮_{去白}　茯苓_{去皮}　甘草_{炙，各八}分　木香_{磨，一分}

水钟半，姜五片，枣一枚，煎八分温服。

葛根汤

治太阳无汗恶风、太阳阳明合病。

葛根_{一钱五分}　麻黄_{一钱}　桔梗　芍药　甘草_{各六分}小①二钟，生姜五片　大枣二枚，煎一钟服。

麻黄十神汤_{即麻黄、十神二汤合}

麻黄　桂枝　杏仁_{去皮尖}　紫苏叶　白芷　甘草　陈

---

①　小：恐为"水"之误。

15

皮　香附　葛根　川芎　升麻　赤芍

上病视症轻重用之，姜、枣同煎温服。

中　寒

中寒者，寒邪直中三阴之经也，盖中寒比伤寒尤甚，故书云不急治者即死。《蕴要》[①] 谓"寒中太阴则中脘疼痛，宜理中汤，寒中少阴则脐腹痛，亦理中汤加吴萸，如厥阴则小腹疼，宜当归四逆汤加吴萸，如寒甚厥逆、脉沉者，亦宜前方去当归，如极冷唇青、厥逆无脉、囊缩者，加附子"。仍用炒盐熨脐中，并炙[②]气海、关元二三十壮最佳，取脉渐渐应手，如手足温者，乃可治也。设或仓卒无药，以麻皮搽油刮背项，或于十指甲下刺紫血出者亦可。或以生姜浓煎汤服亦妙。大抵一时为寒所中，昏不知人、口噤不言、四肢僵直、挛急腹痛，或吐泻并作，此中天地杀厉之气也，宜以温中散寒，如二陈汤加姜、萸、厚朴、香附之类，又有渐渐恶寒、翕翕发热，汗出而兼恶心呕吐者，此虽外感之症，亦宜温中散寒可也。又有汗出脏腑虚者、房劳元气弱者、劳力精神惫者，又因寒之所中于中也，其脉多迟而紧，或短而数，与上文之症不同，此则内伤、外感不足之症也，亦宜二陈汤加参、术、当归炒黑、干姜之属，

---

① 《蕴要》：指《伤寒蕴要》。

② 炙：恐为"灸"之误。

俱以内托其寒，不可擅用表药，以致遇汤吐汤、遇药吐药，汗吐齐来，内外俱虚，脉脱身冷而死。

愚再按：中寒之症，非伤寒外感之症也，盖中天地阴寒之气，或口食寒冷之物，或夜卧阴寒之处，或涉水弄冰，或好食鱼鲜，或强涉风霜，或晓行烟露，或劳处山岚，或饥冒雨雪，以致腹中作疼作胀，或吐或泻，或四肢厥逆，或脉势沉细，或空脱无力，是其候也，皆因胃气空虚，脾气感受，然脾居中焦，主腐熟水谷，喜温而恶寒，喜燥而恶湿，今则阴寒之气、凉冷之物填塞中焦，使脾遇寒而不健，使胃遇冷而不行，壅于上则吐、壅于下则利，吐利不行，则腹中绞痛，莫之可忍，此为寒凝脾胃，聚而不出之症也，若挥霍变乱，危甚风烛。或者以外感治之，遇汤吐汤、遇药吐药，甚则十日半月，吐之不已，其人阴极作躁，初则口干欲水，饮入即返，身热恶衣，去之又冷，久则欲于泥水中卧，躁烦不已，循衣摸床，呃噎不定而死。如治此症，不可少缓，固不可以外感治之，尤不可以内伤并论，盖因其内寒不清，脾胃受亏，非若外感传经之症也，非若内伤正气之不足也，此经之寒，止在一经，能温脾胃，病自除也。故《千金方》之①理中汤而治内寒之阴症，效验如神。若谓脾胃之阴寒，参、附不可擅用也，不若苍朴二陈汤加白术、香附、炒黑干姜，痛甚加吴萸，此药水一钟煎

---

① 之：商务本作"立"。

17

半钟，徐徐热服，则吐利皆止，痛亦除也，治妙如神，家常秘之，今传后世，切勿失也。

治法主意：阴寒中于脾胃，不可作外感，尤不可作内伤，更不可擅用表药，温中散寒，其病自可。

中寒主方七

理中汤见中风

理中原方参、术、干姜、甘草，陶方加桂、茯、陈皮。

当归四逆汤

当归　桂枝　芍药　细辛各一钱　甘草　通草各七分
水钟半，大枣三枚，煎七分服。

二陈汤见中风

苍朴二陈汤见风寒

其加药详本症。

伤　寒

《原病式》曰"春气温和，夏气暑热，秋气清凉，冬气凝寒，此四时之正气也"。冬气严寒，万物潜藏，君子固密，不伤于寒，夫触冒之者，乃为伤寒耳。又有伤于四时不正之气，皆能致病，亦以为伤寒也。有寒毒藏于肌肤，至春变为温病，夏变为热病，此热极重于温也。是以辛苦之人，春夏多有，皆因冬时犯冒之所致，

18

非时行之气也。非时行者，春时应暖而反寒，夏时应热而反凉，秋时应凉而反热，冬时应寒而反温，非其时而有其气，是以一岁之中，病无少长，多相似者，此则时行之气也。若夫真伤寒者，乃自冬月，寒蓄在内，隐而不发，交春之时，阳为外出，遇风入于腠理，与正气相争，引出所蓄之邪，以致一二日，病在太阳经，则头疼、恶寒、腰背强重，此为邪气在表，宜发表出汗即愈，三四日病在少阳经，寒热往来、胸胁胀满、口燥咽干，此为半表半里，邪在胆经，胆无出入之道路，宜和解则愈，五六日病在阳明经，气结在脏，故腹胀舌苔，谵语昧实①，当下之则愈，此治法之大略也。设或一日至二三日，表解未尽，但有头疼、恶寒而表不解者，其脉必大而浮数，仍宜解表。一日至三四日，用表药而表已解、头疼已除，但胸满腹胀、恶热而不恶寒者，其脉必实而沉数，亦宜下之，不必拘于日数也，如诊其脉，右手不沉实者，则不可下，下之必死，设若人事精神、脉势稍有力者，但可与黄连、枳实之剂挨之，慎勿轻与大黄下也。

又论伤寒本为杀厉之气，大凡霜降后，至春分前，感寒而即病者，名曰伤寒，不即病者，则郁藏其寒，而成温热之症。若夫冬月天令温暖而感之者，是为冬温也，如春时天令温暖而壮热为病者，乃真温病也，如天

---

① 昧实：恐为"脉实"之误。

气尚寒，冰雪未解，感寒而病者，亦曰伤寒，若春末夏初之间，天气暴热而感之，此乃时行疫厉之气也，如夏至时壮热脉洪者，谓之热病也。然又有温疫、温毒、温疟、温湿、伤风、风湿、暑成湿温数种可别，湿热可分，亦有寒痰、脚气、食积、劳烦四证，亦似伤寒，治不知此，而悉皆以伤寒治之，则杀人多矣。且如温病、热病，乃因伏寒而变，既变不得复言为寒也，其寒疫者，乃天时暴寒，与冬时严寒也①又有轻重之不同，其时气者，是天行疫厉之气，又非寒比也。湿病乃山泽所受湿雾之气，暑乃夏月炎烁之气，风乃天地杀厉之气，皆能中人，但中者，中入腑脏，所以为重也，伤者伤于肌表，所以为轻也。然风疟、风湿等症，自有仲景正条，今不再赘，又系伤寒变症，各有所因，不得与伤寒而同日语也。苟症与名之不辨，欲望治之尽善，得乎幸。东垣发内外伤辨之论，救千古无穷之失，其功甚大，故丹溪有云"千世之下，得其粹者，东垣一人而已"。抑尝考之，仲景治伤寒，著三百九十七法，一百一十三方，观其问难，明分经络施治之序、缓急之宜，无不反复辨论，首尾贯该②，虽后世千方万语，终难违越矩度，然究其大要，无出乎表里、虚实、阴阳、寒热八者而已，若能究其的，则三百九十七法总能了然于胸。何以言之，盖症有表，有里，有表实，有表虚，有

---

① 也：商务本无"也"。

② 一本尚有"如日月之并明，山石之不移也"之句。

20

里实，有里虚，有表里俱实，有表里俱虚，有表寒里热，有表热里寒，有表里俱寒，有表里俱热，有阴症，有阳症，有阴症似阳，有阳症似阴，有阴胜格阳，有阳极变阴，病各不同，要当明辨而治之。其脉浮紧，无热恶寒，身疼而无汗者，表实也，宜麻黄汤以汗之。若脉浮缓，发热恶风，身疼而有汗者，表虚也，宜桂枝汤以和之。设或腹中鞕满①，大便不通，谵语潮热，脉来沉实者，里实也，宜大柴胡汤及小承气汤之类下之。或腹鸣自利，有寒无热，里虚也，宜理中汤温之。如表里俱实者，内外皆有热也，其脉浮洪，身疼无汗，宜通圣散汗之。若口渴饮水，舌燥，脉滑者，人参白虎汤主之。若脉弦大而滑者，小柴合白虎主之。如表里俱虚，自汗自利者，宜人参三白汤或黄芪建中汤加人参、白术，脉微细，足冷者，加附子以温之。如表寒里热，身冷厥逆，脉滑数，口燥渴，宜用白虎汤。如里寒表热，面赤烦躁，身热，自利清谷，脉沉者，以四逆汤温之，如表里俱寒而自利清谷，身疼恶寒者，先以四逆救里，后以桂枝治表。如阴症发热，则脉洪数而燥渴，不可伐阳，此阴症见阳也，生可得矣。阳症或脉空脱，手足搐搦，谵语者，此阳症见阴也，终死危矣。大抵麻黄、桂枝之属汗而发之，葛根、升麻之属轻而扬之，承气、陷胸之属引而竭之，泻心、十枣之属满而泄之。在表者宜大汗

---

① 鞕满：恐为"鞕满"之误。

之，在里者宜审而下之，半表半里宜和解之，表多里少者和而少汗之，里多表少者和而微下之，在上者吐之，中气虚而脉微者温之，全在活法以施治也。若表里汗下之法一或未当，则死生在反掌之间，可不慎哉，可不慎哉。

愚再按：伤寒、温疫等症初起之时，冬月麻黄汤，春秋十神汤，夏用人参败毒散加紫苏，此则一二日之药，若至三四日之间，楂朴二陈汤加紫苏，夏则去紫苏加葛根，五六日来，方可小柴胡汤，若此汤用之太早，有滞寒邪，则寒反重，必至二七方解。若七日之时，用小柴胡去芩加葛根，此名柴葛解肌汤，助战最易，至于当战之时，切不可用药，旧①战汗分为四证，而书并无一方载于战下，大卒②临战，只以姜汤热服，重加衣被，得汗就凉，如元虚不能食姜汤，以热粥汤助之，此治之之大法也。设若当汗之时，心烦躁扰，不欲盖被，将手乱行，必至谵语，自汗又不可大加衣被，元本不足，取气不来，则闷之而死，此战之症，深为大事，不可轻视，并轻许无事。虽战后其热不退，有微汗者，又未可言其凶也。若汗后大热，此则为汗后不解之症，终必难治，谨之。如伤寒二三日，不可就与小柴胡，四五日见胸膈满闷，就行挨下黄连、枳实之剂，反将轻病变重，重病变死，此用治之不当也。吾常见阳症下之早者乃为

---

① 旧：商务本无"旧"。

② 大卒：恐为"大率"之误。

22

结胸，阴症下之早者因成痞气，当汗不汗即生黄疸，不当汗而重发其汗因作痓病，汗多或有亡阳之变、手足厥逆，下过亦有阴虚之危，可水而不与之水则谵狂妄作，不可与水而与之水则水停心下，当温而不与之温则吐利并行、心腹疼胀，不当温而与之温则吐衄随行、心烦燥扰①，或当温而与之表则呕逆大热，当表而与之温则口燥咽干，当温而与之水则呃逆妄行，当水而与之温则痰热妄起，当利小便而不与之利小便则小腹胀而黄病作，不当利小便而反利之则小水频而津液少，当燥而不与之燥则一身尽痛、不能转移，不当燥而与之燥则烦渴不已、后生懊憹，当补而不与之补则正气空虚、邪热反甚，不当补而与之补则胸满气急、咳嗽痰多，当泻而不与之泻则邪热愈甚、烦渴不已，不当泻而与之泻则自利不止、恶心呕逆，当热而不与之热则胸满气结、呕逆上攻，不当热而与之热则咽嗌肿痛、痰涎不利，当凉而不与之凉则自汗恶风、邪热反甚，不当凉而与之凉则汗闭腠理、斑疹毒见。凡举数条，俱医家用药之误也，罪可逃乎哉。又验之胸满而不渴者，当温而不可用寒。似疟而烦渴者，当清而不可用温。咳嗽有痰，因伤肺气，挟热自利，治可清凉，脉不沉实，不可强下，下之必死，脉不弦紧，不可强汗，汗之懊憹。虚弱者，当补而不兼补，后必变重。实满者，当下而不及下，收成亦难。应

---

① 燥扰：恐为"躁扰"之误。

下而脉不沉实者，下之亦死，应汗而脉虚弱者，汗之必难。战不得汗，不可强助，无汗即死，当战不得用药，用药有祸无功，要助其汗，依前说多用姜汤。当表不可畏缩，表尽邪退，虽虑元虚，正复自可，此治伤寒之要法，不可畏难苟安，因小失大，不可糊涂乱行，以安易危，又不可将难视易，不为细心。如见死症，或见死脉，便须让人，不可自专，以防收手之难也。且如发散之时，用药一二剂，汗不得来，就是涉手之症，或大汗不解，复反大热，终必难治。至若汗后宜乎脉和，脉不和缓而势力反硬者，后必变重。又有汗后大热不净，脉势短缓，躁乱不宁，舌无津液，其人七日当战，战不过而死，又有脉势虚大，大而无力者亦死，又有脉势散乱者必死，又有脉势歇至者亦死，又有手诊脉时抽彻不定者死，又有手诊脉时强硬翻动者死，呃逆不止者死，气急痰喘者死，下后脉大谵语者死，凡此死症，不可枚举，今为略举一二以明治症之可否，人肯熟续①而详味之，必不致临症懵然无措矣。若夫症之名结胸者，病发于阳而反下之，热入里也。如按则痛，小结胸也，小陷胸汤主之，不按亦痛，大陷胸②也，大陷胸汤主之，懊侬躁结③，实热结胸也，三黄泻心汤主之，血结胸者，小腹满，小便不利，抵当汤主之，饮水不散，水结胸

---

① 熟续：商务本作"熟读"。
② 大陷胸：恐为"大结胸"之误。
③ 躁结：恐为"燥结"之误。

也，小半夏茯苓汤主之，用陷胸等药不效者，以枳实理中丸治之。痞者，满而不痛，病发于阴而反下之，因作痞也。轻者枳桔汤主之，胸满脉濡，半夏泻心汤主之，手足温，按之濡，关上浮者，黄连泻心汤主之，干呕有水气，生姜泻心汤主之，下利腹鸣，甘草泻心汤主之，胃寒咳逆，理中汤主之，关脉沉紧，大柴胡汤治之。黄疸者，太阳中湿，身体面目发黄也。往来寒热，一身尽痛，发黄者，小柴胡加栀子汤主之，发热头汗，渴欲饮水，小便利，大便快，发黄者，五苓散加茵陈汤主之，小便不利，四肢沉重，似疟不欲饮，发黄者，茵陈五苓散主之，下之大过①，脾虚津竭，饮水自伤，此阴湿变黄也，茵陈茯苓汤、茵陈四逆汤治之。至于痉病，症有刚柔，故分阴阳，脉浮紧数，仰面开口者为阳，脉沉细涩，合面闭目者为阴，阳痉易治，阴痉难治，通用小续命汤，刚痉去附子，柔痉去麻黄主之。阴痉厥逆，筋脉拘急，汗多，桂心白术散主之，闭目合眼，附子防风散主之，胸满口噤，卧不着席，咬牙挛急，大承气汤主之，头项强，小腹满，小便不利，五苓散主之，风盛血燥，防风当归散治之。汗多亡阳者，桂枝附子汤主之，手足厥逆者，理中、吴茱萸汤主之，小利②不止者，阴虚也，亦理中汤、吴茱萸汤主之。胃热乘心，神识昏冒，实则谵语，虚则郑声，谵语声高，郑声低小，其已

---

① 大过：恐为"太过"之误。

② 小利：恐为"下利"之误。

发汗，身和谵语，柴胡桂枝汤主之，腹满微喘，口干咽烂谵语，白虎汤主之，身热汗出，胃实与下利谵语，调胃承气汤主之。阳毒发热，毒在胃并于心，则神志不定而狂，其阳毒发狂，眼赤脉洪，口渴，三黄石膏汤主之，三阳热极，脉大，身热发狂，黄连解毒汤，甚者承气汤，汗吐下后虚者，人参白虎汤加辰砂主之，阳胜阴绝，发狂谵妄，面赤咽痛，发斑，脉洪实或滑促，宜酸苦之药收阴抑阳，大汗而解，葶苈苦酒生艾汤治之，如水停心下，五苓散主之，吐利并行，心腹疼胀者，建中汤或桂枝芍药汤主之，吐衄随行，心烦燥扰①者，服桂枝汤，吐衄则犀角地黄汤主之，加烦燥②者，辰砂五苓散主之。呕逆大热者，甘草泻心汤主之，口燥咽干，不甚渴，小柴胡汤主之，渴则白虎加人参汤主之，呃逆妄行，四逆汤主之，痰热妄起，小柴胡汤去参、枣主之。小腹胀，茵陈蒿汤或五苓散主之，一身尽痛，不能转移，发热恶寒者，桂枝汤主之，发热发黄，头汗出，背强，小便不利，湿也，茵陈五苓散治之。烦渴不已，自生懊侬者，咽燥腹满而喘，发热汗出，虚烦不眠，恶热郁闭，栀子豉汤主之，下后懊侬，有燥屎，承气汤主之，短气烦躁懊侬，大陷胸汤主之，阳明无汗，小便不利，懊侬发黄，茵陈蒿汤主之，不当补而与之补则胸满气急，咳嗽痰多，枳桔理中汤主之。凡此症候，不可不

---

① 燥扰：恐为"躁扰"之误。
② 烦燥：恐为"烦躁"之误。

知，又有两感者，虽表里不可并攻，阴阳难同一法，十有九死，东垣以气实而感之，浅者谓犹或可治，则救之以大羌活汤。并病者，始则二阳合病，后则一阳病衰，一阳邪盛，归并于一经，故曰并病也。太阳阳明并病，太阳病发汗不彻，转属阳明，续自微汗出，不恶寒，后复归并太阳，不恶寒，面色拂郁，痛无常处，当再汗之，当用麻黄汤，太阳症未罢，桂枝麻黄各半汤，太阳症罢，但见阳明症者下之，大承气汤。太阳少阳并病，头痛，太阳眩冒，心下痞，则当刺肺俞、肝俞、大椎，慎勿下。合病者，两经、三经齐病，不传者为合病。三阳合病，腹满身重，口中不和，谵语遗尿，不可汗下，白虎汤，太阳阳明合病，脉浮长，大便硬，小便利，脾约丸，恶寒者，升麻葛根汤，不恶寒反恶热，大便通者，亦白虎汤，大便秘，谵语者，调胃承气汤，喘而胞满①，不可下，麻黄汤，呕不下利，葛根加半夏汤，太阳少阳合病，脉浮弦，胁下鞕②，往来寒热，小柴胡汤，自下利者，黄芩汤，呕者，黄芩加半夏生姜汤，少阳阳明合病，脉弦长，因发汗、因利小便，胃中燥实，亦调胃承气汤，有宿食，大承气汤。而其可易考者，则舌苔当辨也，邪在表者，舌上无苔，邪有③半表半里者，苔白而滑，邪传里则干燥，热胜则黄，热极则黑，舌上有

---

① 胞满：恐为"胸满"之误。
② 鞕：恐为"硬"之误。
③ 邪有：恐为"邪在"之误。

白苔者，小柴胡汤，舌上苔滑者，小柴胡去半夏加人参栝蒌汤，如腹痛，理中汤，热聚于胃则舌黄，承气汤，若舌纯黑，死症也，然有二种，有火极似水者，为热极，大承气汤，有水来克火者，为寒极，脉症必寒，附子理中汤。七八日不解，热结在里，表里俱热，时时恶风，舌燥欲饮水数升，则白虎汤加人参与之。若劳复者，非但强力持重，即梳沐微劳，及七情皆复也，脉虚则用补中益气汤、麦门冬汤，挟外症者则谓之复，非为劳也，小柴胡汤。其食复，乃新瘥胃虚，食稍多则复，腹满脉实，烦热便秘，大柴胡汤，轻者二陈汤加山楂、麦芽、砂仁、神曲消导，后热不退，补中益气汤。又有阳症见阴脉者死，脉浮而滑，身汗如油，水浆不入，喘息不休者死，舌卷囊缩者死，结胸症悉具，烦躁者死，脉阴阳俱虚，热不止者死，七八日以上，大发热者死。

治法主意：表不可畏缩，下不可妄投。

伤寒主方

麻黄汤

桂枝汤俱见伤风

大柴胡汤

治身热不恶寒，反恶热，大便秘。

柴胡一钱二分　黄芩　芍药各一钱　半夏八分　大黄七分　枳实四分

水二钟，姜三片，枣一枚，煎一钟，热服。

小承气汤

治六七日不大便，腹胀满，病在阳明，无表症，汗后不恶寒，狂言潮热而喘。

大黄七钱　枳实　厚朴各三钱五分

水二钟，煎一钟，热服，以利为度，邪在上焦则作满，邪在中焦则作胀，胃中实则作潮热，阳乘于心则狂，热于胃口则喘，本方除芒硝，欲其无干于下焦也。

理中汤

通圣散俱见中风

人参白虎汤一名化斑汤

治赤斑，口燥烦渴，中暍。

人参　甘草各一钱　石膏三钱　知母一钱五分

水煎温服。

小柴胡汤

治少阳经往来寒热，胸满胁痛，心烦喜呕。

柴胡二钱五分　黄芩　人参各一钱　甘草七分　半夏八分

姜三片，枣二枚，同煎温服。

白虎汤

治憎寒壮热，口渴，一身疼痛，阳明经。

知母一钱　甘草四分　石膏二钱　粳米二勺

水二钟，煎一钟温服。

人参三白汤

治表里俱虚，自汗，大便利者。

人参　白术　白茯苓　泽泻

上用灯心一握，生姜二片，水煎服。

黄芪建中汤

伤寒身痛，汗后身痛，脉弱宜服。

黄芪一钱五分，炒　芍药二钱，炒　肉桂一钱，去皮　甘草六分　生姜五片　枣二枚

水二钟，煎一钟，去渣，入饧①一大匙，煎一沸服，若微溏利，或呕者，不用饧。

四逆汤

治太阴自利不渴，阴症脉沉身痛。

附子三钱　甘草　干姜各一钱五分

水钟半，煎八分服。

承气汤 已见中风

理中吴茱萸汤

治太阴自利不渴，痰多而吐，或手足厥冷，胸满烦躁。

人参　白术　干姜　甘草　吴茱萸　生姜　大枣

水煎温服。

----

① 饧：糖也。

30

葛根汤 已见伤风

升麻汤

治无汗而喘，小便不利而烦渴。

升麻　苍术　麦门冬　麻黄各一钱　黄芩　大青各七分　石膏一钱　淡竹叶十片

水二钟，煎一钟，热服。

泻心汤

黄连一两

去须，为极细末，每服一字至半钱、一钱，临卧温水调下。海藏云"易老单方，泻心汤出于此，乃实邪也，实则泻其子。"

十枣汤

治痞硬胁痛，干呕短气，汗出不恶寒。

芫花　甘遂　大戟各等分

水钟半，先煎大枣十枚，取八分，入药末七分，平旦温服，若病不除，再服五分。

十神汤 已见伤风

人参败毒散

头痛，发热恶寒，鼻塞声重。

人参　羌活　桔梗去芦　柴胡　前胡　独活　枳壳炒　川芎　茯苓　甘草各一钱

水钟半，姜三片煎服。

楂朴二陈汤

山楂　厚朴　陈皮　白茯苓　半夏　甘草

加生姜三片，水煎服。

柴葛解肌汤

柴胡　黄芩　半夏　葛根　白芍

水煎服。

小陷胸汤

治小结胸。

黄连一钱五分　半夏三钱　栝蒌实二钱

水二钟，煎一钟服。

大陷胸汤

治大结胸，手不可按。此药极峻，不可轻服。

大黄四钱　芒硝三钱　甘遂末三分

水二钟，煎一钟，入硝煎一沸，入甘遂末服。

三黄泻心汤

治心痞①实热，狂躁面赤，亦治三焦火盛，消渴。

黄连　黄芩　大黄

等分水煎服。

抵当汤

治血结胸，谵语，小腹满，漱水不入咽。

水蛭　虻虫各十枚　桃仁十枚　大黄八分

---

① 心痞：恐为"心下痞"之误。

水二钟，煎一钟，热服。

小半夏茯苓汤

治水结胸。

半夏四钱　白茯苓二钱五分

水二钟，煎一钟，入姜汁热服。

枳实理中丸

治寒实结胸。

枳实十六枚　干姜　白术　甘草　人参　茯苓各一两

为末，蜜丸弹子大，热汤化下，连进二三服。

枳实汤

治胸痹，心下坚痞，胸背拘急，心腹不利。

枳实麸炒　白茯苓去皮　前胡去芦　陈皮去白，各一钱
木香五分

上㕮咀，水一大钟，姜三片，煎五分，去渣，食前温服。

半夏泻心汤

半夏一钱　黄连五分　人参　甘草　黄芩　干姜各一钱

水钟半，生姜五片，枣五枚，煎八分温服。

黄连泻心汤

黄连　生地　知母各一钱五分　甘草五分

水钟半，煎八分服。

生姜泻心汤

治下利，心下痞，腹中雷鸣。

生姜　半夏洗，各二钱　甘草炙　黄芩　人参各一钱五分　干姜　黄连各五分　大枣六枚

水煎温服。

甘草泻心汤

治伤寒中风，医反下之，其人下利，日数十行，米谷不化，腹中雷鸣，心下痞硬而满，干呕心烦不安，医见心下痞，谓病不尽，复下之，其痞益甚，此非结热，但以胃中虚，客气上逆，故便硬①，宜此汤治之。

甘草四钱②　半夏一钱　黄芩　干姜各三钱　黄连　人参各五分　大枣六枚

水煎温服。

栀子汤

治时毒，大便秘塞，脉沉数。

郁金　枳壳麸炒　升麻　山栀子仁炒　大黄煨　牛蒡子炒，研

各等分，为细末，每服三钱，蜜水下。

五苓散

治烦躁，小便不利而渴。

泽泻一钱五分　白术　赤茯　猪苓各一钱　肉桂五分

热甚去桂加黄芩八分，姜一片，枣二枚，煎服，或为细末，每服二钱，白汤调下亦可。

---

① 故便硬：据《伤寒》文，当为"故使硬"。
② 四钱：原书脱简，今据《伤寒论》中小其制而补之。

茵陈汤

治头汗出，欲发黄。

茵陈蒿三钱　大黄二钱　栀子三枚

水二钟，煎一钟服。

茵陈五苓散

头汗出，发黄，秋疫疠及黄疸。

茵陈三钱　五苓散二钱

每服二钱，米汤调下。

茵陈茯苓汤

茵陈　半夏汤泡　赤茯苓去皮　陈皮各一钱　枳实
桔梗去芦　甘草炙，各五分

水一大钟，姜七片，煎服不拘时。

茵陈四逆汤

治阴黄四肢厥冷。

茵陈一钱　甘草炙，一钱五分　附子一钱　干姜炒，一钱
五分

水煎温服。

小续命汤见中风

桂心白术汤

治伤寒阴痓，手足厥冷，筋脉拘急，汗出不止。

白术　防风　甘草　桂心　川芎　附子

各等分，水二钟，生姜五片，枣二枚，同煎至七
分，去渣温服。

附子防风汤

治伤寒阴痓，闭目合面，手足厥逆，筋脉拘急，汗出不止。

茯苓　干姜各五分　五味子　甘草各四分

水二钟，生姜五片，同煎温服。

大承气汤见中风

防风当归汤

治发汗过多，发热，头面摇，卒口噤，背反张者，太阳兼阳明也，宜去风养血。

防风　当归　地黄　川芎

各等分，水三钟，煎二钟温服。

桂枝附子汤

治风湿身疼，脉浮虚涩。

桂枝汤加附子一钱

水盏半，姜枣同煎，温服。

柴胡桂枝汤

治风温汗后身热，心下烦热，妨闷动气。

柴胡二钱　桂枝一钱　甘草七分　人参一钱　半夏炒芍药各七分　黄芩一钱　生姜五片

水二钟，枣二枚，煎一杯温服。

调胃承气汤见中风

三黄石膏汤

春夏温热病，至六七日，舌燥目赤，斑，后用此

36

神效。

石膏三钱　黄芩　黄连　黄柏各钱半　豉半合　麻黄
栀子各一钱

水煎热服。

黄连解毒汤

治大热，干呕谵语，呻吟不眠。

黄连三钱　黄芩　黄柏　栀子各一钱

水煎热服。

葶苈苦酒生艾汤

发狂烦躁，面赤咽痛，大下伤血，身热脉涩。

葶苈五钱　苦酒一碗半　艾汁半碗

煎取七分，作三服。

建中汤①

治表虚自汗。

芍药五钱　官桂　甘草炙，各二钱

水二钟，生姜五片，枣二枚，煎一钟，食前服。

桂枝芍药汤②即小建中汤

伤寒三四日，心悸而烦，少阴恶寒，手足蜷而湿。

桂枝一钱　芍药二钱　甘草六分　饧糖③三匙　生姜五
片　大枣一枚

---

①　考《伤寒论》建中汤中当有饴糖。

②　考《伤寒论》中，此汤与小建中汤当有饴糖之别。

③　饧糖：恐为"饴糖"之误。

水钟半，煎八分，纳饧令化，温服。

犀角黄连汤

治狐惑。

犀角三钱，磨　黄连二钱　乌梅四个　木香三分

水煎，入犀角、木香汁匀服。

辰砂五苓散

治表里未解，头痛发热，心胸郁闷，唇口干焦，狂言见鬼，小便闭。

五苓散加辰砂研细水飞

白汤调服。

甘草附子汤

风温，小便不利，大便反快。

甘草炙　附子各一钱　白术　桂枝各一钱五分

水煎温服。

栀子豉汤

治吐下后，心中懊恼，大下后，身热不去，心中痛。

肥栀子四枚　香豉五钱

水二钟，煎栀子至一钟，入豉煎至七分服。

枳桔理中汤 即理中汤加枳壳、桔梗

人参　白术　枳壳　桔梗　干姜　甘草

水煎热服。

大羌活汤

治两感，元气实，感之轻者可活。

防风　羌活　独活　防己　黄芩　黄连　苍术　白术　甘草炙　细辛各三钱　知母　川芎　生地黄各一两

每服五钱，水二钟，煎一钟热服之，未愈连服三四剂，若有他症，遵仲景法。

桂枝麻黄各半汤

治太阳脉浮缓，无汗身疼。

桂枝五钱　芍药　甘草　麻黄各三钱　杏仁二十个，去皮尖

水四钟，生姜三钱，大枣四枚，煎二钟，分三服。

脾约丸

治津少大便秘。

大黄　枳实　厚朴　白芍药各五钱　麻子仁一两　杏仁三钱

为末蜜丸，梧子大，每服三十丸，温水下。

升麻葛根汤

治伤寒，阳明实热，发斑，麻疹已出、未出，皆可服，亦治瘟疫，无汗发热口渴。

升麻　葛根　白芍　甘草

各等分，水二钟，煎一钟，寒多热服，热多温服。

黄芩汤

太阳少阳合病，胁热①下利。

黄芩三钱　芍药　甘草各一钱

---

① 胁热：恐为"挟热"之误。

水钟半，枣二枚，煎一钟热服。

黄芩加半夏生姜汤

治干呕而利。

黄芩汤加半夏、生姜

等分水煎热服。

人参栝蒌汤

栝蒌根　白茯苓　人参　麦门冬　甘草

枣二枚，水煎服。

附子理中汤即理中汤加附子

补中益气见中风

麦门冬汤

麦门冬　甘草各二钱五分

粳米汤钟半，枣二枚，竹叶十五片，煎八分服。

二陈汤见中风

风　寒

风寒一症，世以为轻，论古方未入其列，今则拾遗补之，间尝窃取诸家之例，用药条约，各依其方而论断，且如发散之药，有麻黄汤、桂枝汤、九味羌活汤、十神汤、枳桔二陈汤、参苏饮、苍朴二陈汤、人参败毒散、荆防败毒散、正气散、不换金正气散、藿香正气散、逍遥散、防风通圣散、五积散、芎芷香苏散，十味芎苏散、升麻葛根汤、柴葛解肌汤约共二十余条，俱是发散之药，解表之用，先贤著之书，使后人用之有法，何期今之医者，不揣病之表里，症之虚实，药之寒温，治之补泻，但见表症即用解表之药，寒症即用清凉之药，每每治之无方，用之失当，不惟表之不解，亦且引邪入经，而成传变之祸，诚可痛哉。愚为考之麻黄汤为大表之药，在冬月春初可用，如春末夏初用之，则汗不止也，以为表虚之症。桂枝汤伤风必用之药，若伤寒见风有汗而寒不解，如用桂枝方，可鼻塞声重，咳嗽有痰，岂可轻用桂枝汤者乎？九味羌活汤，陶上文以为羌活冲和汤用治四时不正之伤寒，以为神药，百发百中也，以吾论之，在夏月多汗之时可用，若春秋以为解表，内有生地、黄芩，则苦寒并行，而表岂可得解者乎？十神汤，此春初秋末之药也，若冬时亦可用之，如夏秋有汗之际用之，又不当也。二陈汤，风寒不清，值生痰喘，气急咳嗽之症，无不验也，若兼火症，用又不通，必加芩、连，名为芩连二陈汤也，治火始可。或有风温、湿温、温疟、温疫，俱是有汗之症，若欲解表，不宜大汗者也，必须二陈汤加苍术①，名之曰苍朴二陈汤。中气不清，胸膈满闷，可加枳、桔，名之曰枳桔二陈汤，饮食太多，胸腹作胀，可加曲、柏，名之曰曲柏二陈汤。至若参苏饮，在小儿元气亏薄、老人正气虚

---

① 苍术：据后文，当为"苍、朴"。

弱、妇人胎产受寒、病后元气不足，虽有邪寒，不可大表，与此等剂，乃轻扬发散之也。人参败毒散，劳力感寒之用，荆防败毒散，杂科发散之药，正气散，元虚稍感风寒，不换金正气散，感寒将欲入里，藿香正气散，又兼内伤而外感，逍遥散，妇人胎产受寒，防风通圣散，表里两行之药，在了痢疾、外科可用，五积散，专攻内伤重而外感轻，芎芷香苏散，兼治风热，甚而头痛如破，十味芎苏散，治天道和暖，无汗之风寒，升麻葛根汤，除少阴初起之咽痛，紫苏解肌汤，治半表半里之风寒，金沸草散，清时行之寒疫，败毒散，除大头之风寒，又有虾蟆温，非二陈清痰去热不可治，吐泻感寒，非二陈温中散寒不可行。此则有是症服是药也，大凡临症之时不可妄行，当病之际不可错乱，不可视其伤寒为重，风寒为轻，殊不知风寒不散，伤寒之由，伤寒变重，用药之误也，治医者可不察欤？

风寒主方

麻黄汤

桂枝汤

九味羌活汤即羌活冲和汤

十神汤俱见伤风

枳实二陈汤

枳实　陈皮　白茯苓各一钱五分　半夏二钱　甘草五分

42

姜三片，水煎服。

参苏饮见伤风

二陈汤见中风

苍朴二陈汤①
苍术　厚朴　陈皮　半夏　甘草　白茯
姜三片，水煎服。

荆防败毒散
荆芥　防风　羌活　独活　前胡　柴胡　枳壳　桔
梗　白茯　人参各等分　甘草减半
上为末，每服三钱，加生姜三片，水钟半，煎至一
钟，温服或沸汤点服亦可，此药治瘟疫、四时表症效。

正气散②
苍术　半夏　厚朴　陈皮　藿香　炙甘草
姜、枣煎服。

不换金正气散
治四时伤寒温疫时气，头疼壮热，腰背拘急，山岚
瘴气，寒热往来，霍乱吐泻，脏腑虚寒，下利赤白。
苍术制　橘皮去白　半夏曲炒　厚朴姜制　藿香各二钱
甘草炙，一钱

―――――――――

① 苍朴二陈汤：出《症因脉治》，亦未载用量。
② 正气散：据《太平惠民和剂局方》补正气散：白术　陈皮
藿香各一两　半夏　厚朴各三两　炙甘草七钱

水二钟，生姜五片，红枣二枚，煎至一钟，食前温服，忌生冷、油腻、毒物。

藿香正气散

治四时不正之气，增寒①壮热。

大腹皮　茯苓　白芷　紫苏各一两　陈皮　桔梗　白术　厚朴　半夏曲　甘草各二两　藿香三两

上咬咀，每服六钱，加姜二片，枣二枚，同煎热服。

逍遥散

治脾肝血虚，烦热体痛，口干盗汗，嗜卧，并治月水不调，寒热如疟，痰嗽骨蒸。

白茯苓　白术土炒　当归　白芍药酒炒　柴胡各一钱　甘草炙，五分

水钟半，姜三片，煎服。加山栀、丹皮，即加味逍遥散。

防风通圣散见伤风

五积散

治感冒寒邪，头疼身痛，项背拘急，恶寒呕吐，或有腹痛，又治伤寒发热，头疼恶风，无问内伤生冷，外感风寒，及寒湿客于经络，腰脚酸疼并治。

白芷　茯苓　半夏汤洗七次　当归　川芎　甘草炙

---

① 增寒：恐为"憎寒"之误。

44

芍药各三分　桂心一钱　枳壳麸炒　麻黄去节根　陈皮去白，各六分　桔梗炒，一钱二分　厚朴去皮，姜制　干姜炮，四分　苍术泔浸去皮，二钱半

上十五味作一剂，水二大钟，姜三片，葱白三根，煎一钟热服，冒寒用煨姜，挟气则用茱萸。

芎芷香苏饮①

川芎　白芷　香附　紫苏　橘皮　甘草

葱白、姜片水煎服。

十味芎苏饮

橘皮　前胡　枳壳　桔梗　葛根　川芎　紫苏　桑皮　杏仁　半夏

姜、枣煎服。

升麻葛根汤

柴葛解肌汤 俱见伤寒

曲柏二陈汤

即二陈加神曲、黄柏二味。

经验四时感寒发散方

身热头痛、骨节痛者，皆用此发汗。

白干葛一钱五分　升麻水洗，去小根，五分　真紫苏叶一

---

① 芎芷香苏饮：原书未载用量，据《世医得效方》补出部分：香附五两　紫苏二两半　橘皮　甘草各二两，另有苍术二两，芎、芷亦未出量。

钱二分　香附水洗，捣去毛，剉碎，七分　小川芎五分　苍术米泔水浸二日，洗净剉片，晒干，八分　防风去又不用①水洗，去芦，六分　广陈皮去白，四分　甘草三分　京赤芍四分　白芷四分　羌活八分，骨节痛甚者用一钱五分

冬月加麻黄去根一钱，夏月不用，春秋月如天寒加入，天暖不必用。

生姜三片为引，约重二钱，切细，水一碗半，煎至八分，去渣热服，被覆取汗，渣再煎，如汗出不透，仍热服摧汗②，若汗出既透，其渣从容温服可也。

服此药发汗之后，如身热头痛、骨节痛等症尽除，则不必服清解药可也，其或热与痛未尽除，则须服清解药二剂或三剂，或热与痛虽除，而觉有内热、烦躁、大小便不利者，亦须服清解药一二剂，其方见后。

经验发汗后清解方

黄芩水洗刮净，一钱　前胡水洗去毛，六分　柴胡水洗去芦，一钱　白干葛一钱　赤芍五分　枳壳炒，六分　白花粉八分　山栀子仁洒水炒黑，六分　桔梗去芦，五分　连翘去心、蒂，打碎，五分　甘草三分　薄荷三分

如小便不利加赤茯苓、猪苓、泽泻、木通、麦门冬去心　各八分，车前子四分。

以上方药皆二三日内感寒，能及时发汗者用之，无

---

① 去又不用：四字为衍文。
② 摧汗：恐为"催汗"之误。

46

不神效，其有当时失于发散，延至四五日以外，则寒邪入内，郁为热邪，或头痛骨节症①等症已除，止是胸腹五心发热、烦躁，此则不可复用羌活、麻黄、防风、苍术等药发汗，但当清解其热邪，若大便秘塞，则用大黄等药疏利之可也。

经验清解热邪方

白干葛一钱二分　前胡六分　陈枳壳炒，七分　连翘去心、蒂，六分　白花粉七分　柴胡去芦，八分　黄芩一钱　赤芍五分　甘草三分　麦冬去心，一钱　薄荷三分　山栀子仁炒，六分

内热甚者加黄连八分，小便不利者加赤茯苓、茵陈、猪苓、泽泻、木通各八分，大便秘者加酒炒大黄三钱，服一二剂，如又不通，大黄勿炒，加芒硝三钱，另盛碗内，待药熟，澄渣，倾入碗中，调服立效。

以上时感治法，俱寻常感寒而不兼内伤者宜用之，其有内伤挟外感、外感兼内伤者，详见后内伤中。

其有外感失于发表，传变成疟者，即用此清解邪热方，服一二剂可表散而愈，或不即愈，服至三四剂自可渐愈，若体气虚弱及久疟者，切不可服。

中暑附伤暑、冒暑及中热、疰夏、暑风

夫暑者，夏令炎暑之气也，经曰"寒伤形，热伤

---

① 骨节症：恐为"骨节痛"之误。

气"，何以言之？《脉经》① 曰"暑伤于气，所以脉虚弦细芤迟，体状无余"，观此可知矣。盖人与天地同橐籥②，夏月天气浮于地表，人气亦浮于肌表，所以盛暑之际，肤腠不密而易于伤感也。洁古云"静而得之为中暑，动而得之为中热"，东垣为③避暑于深堂大厦、水亭凉阁，身受寒气，口食寒物，因而得之，名曰中暑，此症与中寒相同，或四肢厥逆，或拘急体痛，或呕吐脉虚，身热无汗，或脉沉迟，空脱无力，然与暑症治之有异，宜用辛温之剂，大顺散、理中汤择而论治，如夏月日中，劳苦得之名曰中热，此因天道盛暑，感受炎热之气，其症身发大热，甚之烙手，或引饮面赤，或呕哕恶心，其脉洪而数者是也，宜以清热之剂，如黄连解毒汤、黄连香薷饮，选而用治。伤暑者，由其暑热劳伤元气之所致也，其症日间发热，头疼眩晕，躁乱不宁，无气以动，亦无气以言，或身如针刺，小便短赤，此为热伤元气也，亦宜黄连香薷饮，或清暑益气汤、黄连解毒汤，量其虚实而与之。冒暑者，其人元气有余，但不辞辛苦，暑热冒于肌表而复传入于里，以成暑病者也，是则腹痛水泻，口渴欲饮，心烦燥热，胃与大肠受之，亦宜黄连香薷饮，或天水散、六和汤，随其轻重而与之。又有疰夏者，皆因元气不足，阴虚而然，或有偶感邪热

---

① 脉经：此段实出于《脉诀》。
② 橐籥：古代时冶炼用的鼓风器具。
③ 东垣为：恐为"东垣谓"之误。

于内，助其虚火，令人头眩身热，自汗盗汗，心烦燥扰①，四肢倦怠者，其为病也，发于日长暴暖，春末夏初之间，宜以补养元气为主，用补中益气汤可也。又有暑风者，夏月卒倒，不省人事，偶为暑所中也，有因火者，有因痰者，火，君相二火也，暑，天地之火也，内外合而炎烁，所以卒倒也，痰者，人身之痰饮也，因暑气入而鼓激痰饮，壅塞心胸之间，则手足不知动摄而卒倒也，此二者皆可吐，吐醒后可与清剂调治之，设若体虚之人，用二陈汤加苍、朴、薷、连之属，虚加人参，实加葛根。

　　愚再按：暑者，天道炎暑，阳气酷烈，床席不可近，途路不可行，烦渴太甚，元本空虚，感受之者，谓之伤暑，天气热暑，日胜而夜凉，不以衣被遮护，贪凉好卧，腠理疏开，邪气因而直达脏腑，得之者谓之中暑。若伤暑者，当以热论，此中热之症，古人以为中暍，宜以黄连香薷饮，中暑者，当以寒论，此因暑之所得也，今人以为中寒，宜用大顺散。大抵伤暑而作中暑治之，如抱薪救火，其热尤甚，发黄发斑，症必见矣，或斑黄不见，内有所积，久则血痢之症生焉，中暑而作伤暑治之，以寒治寒，其寒反盛，如吐泻而加厥逆，表症而生痰疟，寒不得出，死可待矣。设若当暑之时，大顺散疑于大热惧不敢用，不若与之二陈汤加苍、朴、香

---

　　① 燥扰：恐为"躁扰"之误。

49

附之类，发热恶寒，有表症而脉弦紧者加葛根，吐泻恶心，中气不行者加干姜，此治之无不验者也，秘之。

治法主意：中暑由寒得，中热因热至，寒不可用表而宜温，热不可用寒而宜清。

中暑主方

大顺散①

治夏月过食水果冷物，引饮过多，霍乱，水谷不化，阴症。

甘草　干姜　杏仁去皮，炒　肉桂

水煎服，腹痛，脉小欲绝，手足青冷者加熟附子、炒白芍。

理中汤见中风

黄连解毒汤见伤寒

黄连香薷饮

治夏至后一切暑热腹痛及霍乱吐利心烦。

香薷三钱　厚朴　扁豆各一钱五分　黄连七分

水煎冷服。

清暑益气汤

治长夏湿热炎蒸，四肢倦怠，精神减少，身热气

---

① 大顺散：原书未载用量，据《太平惠民和剂局方》补出：甘草三十斤　干姜　杏仁去皮，炒　肉桂各四斤。

高，烦心便黄，渴而自汗，脉虚者，此方甚良。

人参　白术　陈皮　神曲　泽泻各五分　黄芪一钱
苍术一钱五分　麦冬　当归　黄柏　甘草　青皮　干葛各
三分　五味子九粒

水二大盏，煎至一盏，去渣，食远稍热服。

天水散即六一散

专治中暑身热，烦渴，小便不利，此药能燥湿，分
利水道，实六腑，化热毒，行积滞，逐凝血，补胃降火
之要药也。

滑石六两　甘草一两

共为末，水飞极细，或灯心汤，或井凉水调服。

六和汤①

治脾胃不调，夏月饮水过多，气不升降，霍乱，吐
泻转筋，寒热胀满。

宿砂　半夏　杏仁　厚朴　人参　甘草　藿香　木
瓜　香薷　赤茯　白扁豆

水二钟，姜、枣煎服。

补中益气汤

二陈汤俱见中风

_____

① 六和汤：原书未载用量，今据《太平惠民和剂局方》补
出：宿砂　半夏　杏仁　人参　甘草各一两　厚朴　香薷各四两
藿香　赤茯　白扁豆各二两，无木瓜。

疟

经曰"无痰不成疟",又曰"夏伤于暑,秋必病疟",盖夏秋之时,阴内而阳外,外阳消燥,人多烦渴,过食生冷之物,有伤脾胃,脾胃不能运化,聚而成痰,及秋阴生而阳为内主,痰不得出,故寒热交作而成疟也。治之之法,有汗者要无汗扶正为主,无汗者要有汗发散为先,此不易之至道也。然其症有不同,故治有瘅疟、寒疟、湿疟、温疟、牝疟、牡疟、痎疟之异,如所谓瘅疟者,其症热而不寒,呕多痰涎,少气烦冤,发于盛暑秋凉,宜以小柴胡汤或四兽饮治之。其所谓寒疟者,无汗恶寒,体重面惨,先寒而后热,宜以败毒散加紫苏治之。其所谓湿疟者,身体重痛,不能转移,呕吐腹胀,冷汗多出,宜以二陈汤加苍、朴治之。其所谓温疟者,先热后寒,自汗恶风,寒热不大,宜以小柴胡汤加干葛治之。其所谓牝疟者,寒多不热,气虚而泄,阳气短少,惨凄振振,宜以理中汤配二陈治之。其所谓牡疟者,饮食不节,饥饱劳伤,表里俱虚,宜以人参养胃汤或二陈汤加归、术、人参、干姜治之。其所谓痎疟者,连岁不已,脾家有积,元本空脱,宜以大补气血如十全大补汤治之。又有食疟、瘴疟、鬼疟,是名虽不同,而其感受之端未有不由风寒暑湿、七情六欲、饥饱劳役而成者也，惟鬼疟发于六阴[①]，内兼时行不正之气，用药提起阳分，方可截之，宜加雄黄、桃仁于平胃散或四物汤之内服之，大率体盛之人一日一发，体弱之人间日一发，体虚之人三日一发，又有连二日发，间一日发者，初宜发散，次宜清痰健脾，若已来五六次之后，方可行截，若未经发散而即与截药，则闭邪在内，吾见其为痰为喘，为胆狂[②]等症矣。又见有疟发之时，欲汤而与之水，饮下即狂，无汗而死者，盖欲汗而不汗则热闭不解，痰喘并作，有毙而已，亦有变成肿毒以丧命者，皆截早之故也，是固可忽乎哉。若夫久疟不止，又不可再与治疟之剂，必须调经养正，其邪自除，经曰"疟脉自弦"，弦迟多寒，弦数多热，随时变迁，医者共知之。

愚按：疟疾初宜发散，用解之药一二剂，次宜和解，用清热之药一二剂，然后发至四五次，方可行截，不然截之太早，则腹中作胀，饮食难进，寒热固虽微小，乍来乍往，不能尽绝，反多缠绕，设或初发一次，就行截者，寒热不能发越，邪气不能屈伸，必致痰涎妄攻于上，吐之不出，咽之不下，气急喘甚，昏不知人，闷乱而死。又有当发之时，不以热处，或露卧风霜，或饮水以救渴，致使风寒并结而不能舒散，邪气攻击而致

---

① 《医宗必读》谓"俗以夜发为鬼疟，非也，邪入阴分，发于六阴"，《金匮翼》言"气分受邪，发于六阳时，阴分受邪，发于六阴时"。

② 胆狂：恐为"谵狂"之误。

53

于扰乱，寒热相搏，痰涎迷塞，狂言乱走，亦必郁躁而死。又有房帏不为忌惮，劳役更与应酬，发而延久，变为劳伤。又有气郁为七情所中，饮食不节，脾胃愈损，变为痞气中满，成肿胀呕吐。诸如此类，不可胜述，惟善调护者，知避风寒，肯节饮食，厚衣取汗，亦可不药而止，至于治之之法，必要分其虚实，辨其表里，别其新久，因人而施。若表之未尽，寒热未平，当佐解表之药，如香附、白芷、陈皮、甘草、常山煮酒服之。若元本空虚，寒热间作，当佐实里之药，如人参、白术、柴胡、黄芩、常山、草果煮酒服之。至于三日一发，或连二日一发，或间二日一发，发之不齐者，当用十全大补汤十余剂，其疟自止，设或不止，再加醋炙鳖甲一个，未有不止者也，此盖吾家秘法，用之如神，载于篇末，以告学者。

治法主意：有汗者要无汗，扶正为先；无汗者要有汗，发散为急。

疟主方

小柴胡汤 见伤寒

四兽饮①

橘红　半夏　白茯　甘草　人参　草果　乌梅　白术

---

① 四兽饮：原书未载用量，今据《景岳全书》补出：众药等分，炙甘草减半。

54

姜二、枣三，盐少许，入药煎。

败毒散

羌活　独活　柴胡　前胡　川芎　黄芩　枳壳　桔
梗　茯苓　人参不可即用，各七分　甘草三分

姜三片，水钟半煎服。

二陈汤

理中汤

十全大补汤俱见中风

平胃散附丹溪加减法

厚朴姜制，炒　苍术米泔浸　陈皮去白　甘草炒

姜三片、枣二枚煎服。小便赤涩加白茯、泽泻，心
胃瘀气加枳壳、木香，脾胃困弱加人参、黄芪，伤食加
枳壳，腹胀加厚朴、甘草减半，有痰加半夏、陈皮，咳
嗽加当归、黄芪，大便硬秘加大黄。

四物汤见中风

附效方

柴苓汤

初发一二日服之。

柴胡一钱五分　黄芩一钱　猪苓五分　泽泻五分　白茯
八分　白术一钱五分　厚朴八分　甘草三分　人参五分，量用
香薷二钱，暑天用，余不用

水二碗煎一碗，服一二剂，用后药，百发百中矣。

加减柴芩汤

三四日服。

柴胡八分　黄芩　半夏　青皮　草果各一钱　苍术
槟榔各五分　川芎三分

水一碗、酒一碗、姜三片、葱三根，煎一碗，温服
微汗。

治感寒疟方

青皮　半夏各七分　柴胡八分　干葛　乌梅　紫苏
藿香　当归　人参　黄芪　白术各一钱　川芎六分

姜三片，水碗半，煎八分，食远服。

治伤食疟方

青皮四分　甘草三分　人参　干葛　厚朴姜炒　白术
陈皮　黄芪各五分　半夏曲七分　酒面六分　草果三分　当
归六分

姜三片，煎服同前。

治受热疟方

青皮　泽泻各四分　柴胡　半夏曲　麦冬去心，各七分
干葛　人参　黄芪　白术　当归各五分　五味子十粒　黄
柏三分

姜三片，煎服同前。

治受劳苦疟并久疟方

人参五分，如虚加七分，虚甚加一钱　白术土炒，有汗二钱，
无汗一钱　白茯苓去皮，七分　甘草炙，三分，腹胀不用　柴

56

胡有汗一钱，无汗二钱　煨生姜寒多用五片，热多一片，寒热均二片　草果有食五分，食多七分，无食不用　薄桂二分　黄芩酒炒，热多一钱，寒多五分，寒热均七分　半夏姜制，七分

渴加五味子九粒，用水钟半，煎至一钟，临发之前，空心服，轻者一服，无不效也，药皆王道，但君臣配合佐使妙耳。

聂久吾截疟妙方

柴胡去芦，五钱　真广陈皮泡，刮去白，晒干，三钱　甘草五分

寒热相半者用此方，寒多热少者加陈皮一钱　柴胡一钱，热多寒少，或全无寒者，减陈皮一钱，水二碗，煎一碗，临发日五更，空心温服，已发时不可服。此方初一二次，元气实者用之立效，如患疟已久，或元气虚弱者用白贝母去心，二钱，人参一钱，水二钟煎至八分，临发日五更空心服，未痊愈可再服一二剂。

又治疟极验方

何首乌　当归　柴胡各三钱　知母三钱五分　陈皮二钱
用水一钟，酒一钟，煎露一宿，次早空心温服。

又治疟神方

常山二钱五分　半夏二钱　槟榔一钱五分　雄黄　朱砂各七厘

用酒、水各一钟，煎至八分，露一宿，临发之日早晨空心温服即愈，一服可治三人。

又截疟煎剂方

常山一钱　槟榔三钱　柴胡七分　白术一钱　当归七分
陈皮五分　甘草三钱　茯苓七分　黄芪一钱　人参五分

水二钟，煎八分服，若截后，以柴苓汤加青皮饮，调理脾胃，消导。

又治三日两发疟方

陈皮　鳖甲　山楂　半夏　干姜　柴胡各三钱

水二钟，煎七分，临发日早服。

又人参平疟丸

专治久疟成痞者。

常山半斤，用浓醋一壶，春浸五日，夏浸三日，秋浸七日，冬浸十日，取起晒干　半夏四两，姜汁煮　贝母一两　鸡心槟榔四两　人参一两　公母丁香五钱

研末，鸡蛋清共醋糊为丸，朱砂为衣，每服八分，酒下，姜汤亦可，辰午戌三时服，痞亦尽除。

久疟阴虚服截药不效者，急服补中益气汤，倍加人参、干葛、何首乌即效，或加鳖甲一钱，干葛亦可，或于治疟药中少加附子五厘即愈，此心诀也。

痢

经曰"无积不痢"，痢者，积滞也，又曰"暴注下迫，皆属于火"，又曰"痢者，溲数而便脓血，知气滞其血也"，治宜通利为先，不可擅用补涩之剂，丹溪曰

"养血则便自安，调气则后重自除"，又曰"后重则宜下，下以大黄、槟榔，腹痛则宜和，和以芍、香、厚朴，身重则除湿，除非苍、朴不能，脉弦则去风，去非秦艽不可，脉大宜清热为先，清热当以黄芩、黄连，血稠用重药始竭，重药当用大黄、滑石，身冷自汗，则贵温之，若非人参加干姜不克温，风邪外束则宜汗之，若非人参败毒散不获汗"。又鹭溏下痢与之，当以香、连、茱萸，邪迫后重，授之当以归、陈、芍药，在表者解之，此因风寒外袭，在里者下之，此由食邪壅盛，邪在上焦宜行吐法，即在上者涌之之说也，食积下痢者也，邪在下焦，宜行下法，即在下者竭之之说也。腹胀便涩者也，身热者内疏之，用兼芩、连、楂、朴之药，小便短涩者分利之，用兼车前、滑石之药。又或盛者和之，宜用滋养之剂，如盛而不和则积愈胜也，去者送之宜用通利之剂，欲去而不送，则多稽留也，过者止之，宜用止涩之剂，如积行太过，元本空虚，则反难止也，兵法云"避其来锐，击其惰归"，此之谓欤。然而泻属脾，痢属肾，又不可不知也，丹溪曰"先水泻而后便脓血者，此脾传肾也，先脓血而后水泻者，此肾传脾也，脾传肾者为贼邪，治之难愈，肾传脾者为为微邪，治之易愈"。戴氏又曰"痢虽有赤白二色，终无寒热之别，白者湿热伤气，自大肠来，赤者湿热伤血，自小肠来，赤白相杂，气血俱伤，非兼气血两治不可也"。若夫黄属食积，黑属热盛，此皆易治，惟腥秽者，肠胃大伤腐败，必难治矣。至于里急者，火盛也，虚坐不得便者，血虚也，噤口不食者，气格中焦，邪壅上膈，或积秽在下，恶气上攻也，屡止屡发，久而不愈，名休息者，积热未消，兜涩太早之故也，治宜和气血、清湿热、开郁结、消积滞，轻者芍药汤、香连丸，重者承气汤、治中汤，随症加减可也。虽然又尝论之，痢之为症，多本脾肾，前贤治此，亦有偏僻，如局方与陶复庵例行辛热，河间与丹溪专用苦寒，自二者各异，遂使学无定宗，要总不若以虚实而分论，通涩补之为得也，故通因通用乃新感而实者可施，塞因塞用必久病而虚者可措。是皆常法，无待言焉，独怪世之病痢者，十有九虚，而医之治痢者，百不一补，气本下陷，再行其气，后重不益甚乎，中已虚衰，而复攻其积，元气不愈竭乎？湿热伤血者，自宜调血，若过行推荡，血不转伤乎？津亡作渴者，自宜止泄，若但渗利，津不转耗乎？又或专守痛无补法一言，且曰直待痛止，方可补耳，不知因虚而痛者，愈攻则愈虚，而愈痛矣，此皆本末未明，但据现在者为有形之疾，病不思可，虑者在无形之元气耳，今以宜补之证，为悉陈之。夫脉来微弱者可补；形色虚薄者可补；疾后得痢者可补；因攻而剧者可补。然而尤有至要者，则在脾肾二脏，更宜加之意也，如痢得于脾者，其病浅，如痢得于肾者，其病深，盖肾为胃关，开窍于二阴，未有久痢而肾不损者，故治痢不知补肾，非其治也。凡四君、归脾、十全、补中，皆补脾虚，未尝不善，若病在火衰，土位无母，设非桂附大补命门。以复肾中之阳，以救脾家之母，则饮食何由而进，门户何由

60

而固，真元何由而复耶，若畏热不前，仅以参术补土，则愈滞其恶积，多致不起，不亦大可伤也哉！

愚再按：痢疾一症，夏伤于暑，秋必痢疟，暑伤血分则痢红，暑伤气分则痢白，然要非中无积滞而病此者也，伤于气则用木香以调其气，槟榔以下其气，厚朴以行其气，枳壳以散其气，伤于血必用当归以养其血，川芎以行其血，生地以凉其血，地榆以敛其血。至经曰"山楂可以治痢"，非山楂即能治痢也，以山楂有消导之功，使饮食入胃，易于消化，则湿热难以和成而作积也。芩、连可以治痢，非芩、连即能治痢也，以芩、连有清利之用，热流于肠，痛而不休，大便窘迫，来而不利，非黄芩不能以清湿热，非黄连不能以行大肠也。若胀满不食，亦非楂、朴不宽中，后重不利，亦非枳壳不开导，木香有和胃行肝之理，槟榔有行滞去积之能，亦因其辛可散而苦可下也。又见在上之气，亦非木香不能散，在下之气，亦非槟榔不能行。至若芍药止痛，止腹痛为最美，盖血虚腹痛，非此不除，此痛于小腹也；吴萸止痛，止大腹痛为神妙，盖气寒作痛，非此不定，其痛发于阴寒也。乌梅止痢功取收敛，在积者而可行，若非脏腑虚寒不可用也；地榆收敛理取凉血，因积行多而欲止，亦谓下痢血热之可与也。人参、白术有健脾之功，在痢疾收功而方可用；大黄、黄连有去积之妙，在痢疾初起而即宜施，且如痢行三五日，正欲通泰而行舒畅也。或因脉虚，或因气弱，反用白术、茯苓以健脾，山楂、苡仁以实胃，黄连、木香以逐邪，厚朴、山楂以行气，此谓逐盗闭门，则积滞之气轻可变重也。又如下痢日久，元本空虚，或因利药之太过，或误当止之不止，致令积行不已，气血虚弱，手足逆冷，则重必致死，当此之际，若非大补气血，和其荣卫，大与甘温，养其元气不可为也，此其所谓实实虚虚之意也欤。大抵治痢之法，湿胜者先去其湿，热胜者先清其热，若热胜而清湿，则热愈胜也，湿胜而清热，则湿愈大也。或者先因其湿，而后化为热，当以热治，与湿绝无相干也，不可因其湿热而又与燥温之药，使热反甚也，而其纲纪，总不外乎通下塞补而已。又有产后下痢，难治之症，医家每至缩手，缘产后则当用热药，非姜、桂不可，痢疾则当用良药，非芩、连不可，如用热药，恐痢疾反重，湿热上攻，恶心干呕，饮食不入，必致于死，如用寒凉，则产后恶血不行，血上抢心，呵欠烦闷，亦必致于死，二者之间何施而可？吾尝治之，两用行血行积之药，以芎、归为主，佐以益母、金银花和血以行血，丹皮、红花清热以行血，山楂、童便消积以行血，如腹痛者加香附，腰痛者加续断，治无不验，亦当秘之。

治法主意：养血则便自安，调气则后重自除，斯为至稳当也。

痢主方

芍药汤见伤寒

62

香连丸

治痢疾并水泻，暑泻甚效。

黄连净十两　木香二两半，为末

先将黄连用去枝梗，吴茱萸五两，以热水拌入磁器，内汤炖一日，同炒黄连，紫黑色去萸，用连为末，每末四两，入木香末一两，淡醋米饮为丸，每服二三十丸，滚汤下。久痢中气下陷者用补中益气下，中气虚者用四君子下，中气虚寒者加姜、桂。

承气汤见中风

治中汤

即理中汤加陈皮、青皮。理中汤见中风

四君子汤见中风

归脾汤

治思虑伤脾，而患痢疾。

人参　白术　白茯苓　黄芪　龙眼肉　酸枣仁各二钱远志一钱　木香　甘草炙，各五分　当归一钱

姜、枣为引，水煎服。

十全大补汤

补中益气汤俱见中风

治痢秘方详本症。

63

附效方

聂可久治痢奇方

论曰痢为险恶之症，生死所关，最重不惟时医治之失宜，而古今治法千家，多不得其窍，是以不能速收全效，今立方何以为奇，不泥成方故奇也，立论何以为妙，不胶成说故妙也，且能以数剂而取效于数日内，初起者或以一二剂而取效于一二日内，此所以奇妙也，然其药品又不外平常，识者慎毋忽之。

川黄连去芦　条实黄芩　大白芍生用　山楂净肉各一钱二分　陈枳壳去瓤炒　厚朴去皮，姜汁拌炒　坚槟榔　厚青皮各八分　当归　甘草　地榆各五分　红花三分，酒洗桃仁炒，去皮尖，碎如粉，一钱　南木香二分

用水二碗，煎一碗，去渣，空心服，渣再煎服。

此方或红或白，或红白相兼，里急后重，身热腹痛者俱可用。单白无红者去地榆、桃仁，加去白陈皮四分，木香用三分，滞涩甚者加酒炒大黄二钱，服一二剂仍除之。此方用之于三五日神效，用之于旬日内亦效，惟十日半月外则当加减，其法详具于后。

川黄连　条黄芩　大白芍三味酒炒，各六分，生用各四分山楂肉一钱　制厚朴　制陈皮　青皮　槟榔各四分　甘草炙三分，生二分　当归五分　地榆四分　桃仁粉六分　红花三分　南木香二分

如延至月余，觉脾胃弱而虚滑者，用酒炒芩连　白芍各六分　制陈皮　制厚朴　南木香各三分　醋炒地榆四

64

分　红花二分　当归　人参　白术　炙甘草各五分

以上三方有胎妇人服之，去红花、桃仁、槟榔。以上方法随用辄效，间有不效者，必其初投参、术等补剂太早，补塞邪气在内，久而正气已虚，邪气犹盛，缠绵不已，欲补而塞之，则助邪情，而疏之则愈滑，遂至于不可救，疗虽有奇方，无如之何，则初投温补，杀之也。盖古今治痢者皆曰热则清之，寒则温之，初起热盛则下之，有表症则汗之，小便赤涩则分利之，此五者举世信用，若规矩准绳之不可易者，予有独见，以为五者惟用清热一法，无忌其四法，则犯四大忌，必不可用也，戒之，戒之。

治痢化滞仙方

亦能治积食等症，其效如神。

广陈皮一斤，米泔水浸，略去白　神曲二斤，炒　真茅山苍术二斤，米泔水浸，去毛，切片炒　山楂去核净肉，半斤　麦芽半斤，醋煮炒　皂矾一斤

将矾入瓦罐内，用醋煮大半日，再添醋煮至红色为度，方不加醋，凭火煅干枯脆，打破罐，取矾，连前药共为末，水为丸，大人用一钱，小儿五六分，红痢灯心汤下，白痢姜汤，红白水泻滚水下，膈不宽、肚胀作痛俱滚水下，服此药一料，费银不过三四钱，可治千人，为善者可广制施之。

秘传海上香连丸仙方

专治赤白痢疾泄泻，神效。

真川连净，八两　木香二两，不见火　川当归一钱　白芍一钱，炒　川芎一钱五分　车前子一钱　生地黄二钱　厚朴二钱，炒　白茯苓一钱五分　木通八分　枳壳一钱，炒　陈皮二钱，炒　苍术一钱，炒　吴茱萸二钱，炒

上除黄连二味，共十二味，用水七碗，煎至五碗，去渣，用汁煮黄连，以干为度，取起晒干，用木香共为细末，用老米粉、好醋打糊为丸，如梧子大，每服三十丸，白痢姜汤下，红痢茶汤下，泄泻百沸汤下，此方妙在制法，百发百中，其验如神。

霍　乱

霍者挥也，乱者变也，病起于仓卒而挥霍变乱者，其症欲吐不吐，欲利不利，腹中绞扰不定，此干霍乱也，若吐利并行，而腹中绞痛，坐卧不安，甚则转筋，此湿霍乱也，然转筋入腹，多能毙人。又河间曰"有声有物而吐利者易治，此邪气之出也，有声无物而躁乱不宁者难治，此邪气蕴蓄中焦，脾气之不行也"，皆因口食生冷寒凉、鱼鲜阴湿之物，或涉水弄冰，乘风避暑，露卧阴寒之地，因而脾胃感受得之，宜用温中散寒之剂，而佐以健脾之药，则吐利可止，而阴寒可散也，如单投发散之药，非惟吐不可止，利不可截，亦且提吐不休，必至手足厥逆，脉势空脱而死。大都此病多起于夏秋之间，皆外受暑热，内伤饮食，以致阴阳反戾，清浊相干，升降否隔，上下奔迫，须遵内经分湿热风暑虚实

而为施治，如干霍乱，俗名绞肠痧，由脾土郁极，不得发越，因之火热内扰，是症不可过于攻，过攻则脾愈虚，不可过于热，过热则火愈炽，又不可过于寒，过寒则火必捍格，须反佐以治，然后郁开而火散，古方用盐汤探吐法，以极咸盐汤三碗，热饮一碗，指探令吐，不吐再服一碗，吐讫仍饮一碗，三吐乃止，又或将盐釜熬，调以童便，不独降火，兼能行血，二法最良，极为稳妥。若夫吐利不止，元气耗散，或口渴喜冷，或恶寒逆冷，或发热烦躁，欲去衣被，此阴盛格阳，不可以其喜冷欲去衣被为热，宜投以二陈汤倍加炒黑干姜与香附、厚朴，甚者加熟附子。若转筋者兼风木，得热自止，服宜建中汤加木瓜、柴胡。体重、骨节烦痛者兼湿化，服宜除湿汤。风暑合病者，服宜石膏建中汤。又有一种受暑得之者，其症腹不痛，口多渴，心中烦躁不宁，吐泻清水不止，自汗面白，气粗，宜为清热利湿，加黄连香薷饮，或四苓散、益元散、桂苓白术散，此症乃热伤吐泻，与前寒者大不相同，所当临症而用心分别者也。又凡吐泻未尽，切勿投以粥食，恐滞胃气，反成费手之症，必待吐泻将有半日，胸中不胀，蕴蓄已去，方可与之。若吐利之后，当与调剂而又不与之粥饮调剂，则脾气受亏，亦成难治费手之症。至若俗论吐泻之病，其欲饮者不可与之以热，宜当与之以冷，是又不知调治者也，吐泻之后，脾胃虚弱，中必恶寒，今则不与温热而反与寒冷，是速其死矣。总之是病有从标得者，有从本得者，有从标本得者，六经之变治各不同，而色脉二字所当细察而体认者也。

愚再按：吐利之症，治之宜为温中散寒，今世多用
藿香正气散，此药一服，不惟不能安其吐，而反提其
吐，盖此药兼表实多也。又古方用理中汤、香砂丸以治
吐利，此温中之药也，固可治之，殊不知服去仍复吐
也，盖理中用参、术大补，不助其正而反助其邪也，香
砂用香燥大行，不行其邪而反行其气也。不若直与二陈
汤，大加炒黑干姜、香附、厚朴、白术等味，治之无不
应手痊可，抑且在中之剂温热并行，则寒自散而利自止
也。

治法主意：霍乱不吐，死在须臾，吐利脉脱，温补
自可。

霍乱主方

二陈汤见中风

建中汤见伤寒

除湿汤

治寒湿所伤，身体重着，腰脚酸疼，大便溏泄，小
便或涩或利。

半夏曲炒　苍术米泔制,各二钱　藿香叶　陈皮去白
白茯苓去皮,各一钱　甘草炙,七分　白术生用,一钱

水一大盏，姜七片，枣一枚，煎七分，食前温服。

石膏建中汤

治霍乱表虚自汗，风暑合病。

68

芍药　官桂　石膏　甘草

水二钟，生姜五片，枣二枚，煎一钟，食前服。

黄连香薷饮见中暑

四苓散

茯苓去皮　猪苓去皮　白术　泽泻

各等分，为细末，每服二钱，空心白汤调下。

益元散

治霍乱身热烦渴，小便不利，此药能燥湿，分利水道，实六腑，化热毒，行积滞，逐凝血，补胃降火之要药也。

滑石六两　甘草一两

上为末，灯心汤或井凉水调服。

桂苓白术散

治冒暑，饮食所伤传受，湿热内盛，霍乱吐泻，转筋急痛，满腹痛闷。

桂枝　人参　白术　白茯苓各五分　泽泻　甘草　石膏　寒水石各一钱　滑石一钱五分

一方有木香、藿香、葛根各五分。

为细末，每服三钱，白汤调下，或新汲水、姜汤下亦可。

医林绳墨大全卷之一终

69

医林绳墨大全卷之二

江宁周京辑

松江陈熙重刊

气

《内经》①曰"人以气为本，一息不运则机缄穷，一毫不续则穷壤判"。阴阳之所以升降者，气也，血脉之所以流行者，气也，脏腑之所以相生相养者，亦气也。盛则盈，衰则虚，顺则平，逆则病，此气之所以为然也。是则气也者，人身之根本也，然而气也者，又人身疾病之所由也。子和云"诸痛皆生于气，诸病皆因于气"，诚哉斯言也。丹溪曰"是气也，导引血脉，升降三焦，周流四体，而生生之元，若血液稽留则为积、为聚、为肿、为毒、为疮疡脓溃，若郁于脏腑，溢于经络，胶于咽膈则为呕、为嗽、为关、为格、为胀满、为淋沥、癃闭、疼痛"，但《局方》治气，率用香热辛燥

---

① 当出自《黄帝内经素问集注》，穷壤作"穿壤"。

之药，不分乎寒热、表里、虚实，真大失乎轩岐先师之旨矣，吾今专为发之。《本经》曰"寒则当温，热则当清，虚则当补，实则当泻，在表者当发散，在里者当分利"，此治病之法，而要皆即治气之法也。即谓气病当动作之初，非辛温之剂不可散，然要知又非苦寒之剂不可平，必辛温之中济以苦寒之味，而后用当而治效。如喜动心火也，气也，黄连、犀角主焉，怒动肝火也，气也，黄连、青皮主焉，悲动肺火也，气也，黄芩、山栀主焉，恐动肾火也，气也，黄柏、知母主焉，思动脾火也，气也，黄连、山药主焉，惊动胆火也，气也，黄连、胆星主焉，食动胃火也，气也，黄连、山楂主焉，又如秘结而动大肠之火也，亦气也，黄连、枳实主焉，溺涩而动小肠之火也，亦气也，山栀、木通主焉，凡此者，皆治气病之因于火者则然。若气病之不因于火者，又岂可少补泻温清表利之调剂也哉。是以欲破滞气，须用枳壳焉，欲开郁气，须用陈皮焉，欲行痞满，须用枳实焉，欲解腹胀气，须用青皮焉，又考三棱、蓬术能破结气者焉，香附、乌药能行血气者焉，木香、砂仁能和中气者焉，苍术、厚朴能理脾气者焉，肉桂、茴香能温肾气者焉，杏仁、桑皮能泻肺气者焉，生地、门冬能养心气者焉，白术、茯苓能健胃气者焉，紫苏、麻黄能散表气者焉，干姜、吴萸能温中气者焉，人参、黄芪能补虚气者焉，芒硝、大黄能通结气者焉，此皆治气之神药也，而一以二陈为主，各审其宜，加减用之，则治之自无不应手而验者也。又俗云气无补法，以其痞满壅塞似难于补，不思正气虚而不能运行，邪气着而不能外出，于斯时也，其何以乎。经云"气虚不补，何由而行"，是气虚之人，必用参、芪以补之者也，若用参、芪而不去病气，反急满不顺，此乃邪经正位，必死之兆也。《脉经》曰"下手脉沉，便知是气"，沉极则伏涩弱，难治，其或沉滑，气兼痰饮，沉紧痛盛，痛极又伏，濡细则湿，湿伏又见，读者味之。

愚按：《内经》曰"根于内者，命曰神机，根于外者，命曰气立"，盖机无神不动，立无气不生，气也者，天地万物之所由其者也，如善养着，自脏腑和、荣卫行，一身可无疾病之忧，非惟无病，且可延生，若戕贼，脏腑不和、荣卫不行，一身必有疾病之患，非惟多疾，亦且损寿。

治法主意：气莫贵于善养，郁莫贵于善开。

气主方

二陈汤见中风

加减药详本证。

血

经曰"呕吐咯衄，气脉虚洪①，火载血上，错经妄

---

① 气脉虚洪：商务本作"气虚脉洪"，当是。

行，溺血便血，病同所因"，又曰"心主血，肝藏血，脾理血"，脾无所理，则肝无所藏，心无所主也，又曰"目得血而能视，足得血而能步，掌得血而能握，指得血而能摄"，此脾有所理，肝有所藏，心有所主。又曰"心主血，肝纳血，肺主气，肾生气"，夫人身之气血精神之所依附者，并行不悖，循环无端，庶成生生不息之运用也，苟或暴喜伤心则气缓，而心不主血，肝无所受，暴怒伤肝则气逆，而肝不纳血，故血无所依，又有房劳太过，郁怒相加，以致阴火沸腾，而血从火起，错经妄行，是以从肺而溢于鼻者为衄血，从胃而逆于口者为呕血，从肾而出于唾者为咯血，从嗽而来于肺者为咳血。又谓痰涎血出于脾，暴怒血出于肝，呕吐血出于胃，房劳血出于肾，忧思血出于心，劳力血出于三焦，悲喜血出于心包络，淋止①血出于小肠，溺带血出于膀胱，肠风痔漏血出于大肠。若谓留结于肠胃之间而成积者为血痢，留积于胞络之中而成块者为血瘕，留积于经络之中而不行者为瘀血，留滞于肌肉之间而作痛者为肿毒，此皆血之为病也，丹溪曰"血从下流者为顺，则易治，血从上溢者为逆，则难治"，子和云"口鼻出血，是皆阳盛阴虚，盖因有升而无降也"，东垣曰"血从气上，越出上窍，法当补阴以抑阳，使其气降则血归于经"。大抵用治之法，俱宜四物为主，当去川芎、熟地，

---

① 淋止：据商务本，当是"淋沥"。

用生地、玄参、天花粉、童便为要，然后佐以各经泻火之药，如因于心火者加黄连，因于肺火者加山栀，因于肾火者加知母，因于脾火者加黄连、甘草，因于肝火者加黄连、羚羊角，因于小肠火者加木通、山栀，因于大肠火者加条芩、枳壳，此治诸血奔逆之大法也。大率血之妄行，不可正治，一于寒凉之药，血虽稍止，有伤胃气，非惟治血不下，抑且郁遏火邪而不出，致使谵妄发狂，反为送死之道，故丹溪曰"吐血久而不愈者，乃服凉药过多也，当用温补，健理脾胃，使脾和而能理血，则症自可也，用四物汤去川芎加人参、白术、炒黑干姜之剂"，戴氏亦云"凡血久不愈者，因病久而体弱，宜用温剂"，是知温剂乃养血之根本也。

愚按：血者，依附气之所行也，气行则血行，气止则血止，周于身而循环无端者，气也，呼吸间往来相统相承者，血也，气与血附之而不移，阴与阳合之而既济，否则气离其血，则气出而不返，有为大脱之症，血离其气，则血瘀积而不流，有为痈疽溃烂之症，此吾人橐籥之间，贵得阴阳之升降，以成气血之流行也。设若阴不升而阳不降，因以致血，或溢于上，或散于下，遇此病者，总当先于气而平之，盖血为气之子，气不妄动则血自归于经也，次于血而和之，盖气为血之母，血不妄行自附气而周流无滞也，治血之法，不外于此。

治法主意：血由气所依，气由血所附，治血之症，必先治气。

74

血主方

四物汤见中风

加减药详本症。

附效方

苏子降气汤

虚阳上攻，气不升降，痰涎壅盛，并吐血。

苏子炒，研　半夏汤泡，各二钱半　前胡去芦　甘草炙　厚朴姜炙　陈皮去白，各一钱　当归去芦，一钱半　沉香七分

水二钟，生姜三片，煎一钟服，虚寒者，加桂五分、黄芪一钱。

养正丹

治上盛下虚，气不升降，元阳亏损，气短身羸①，及妇人血海久冷。

水银　黑锡去滓净秤，与水银结砂子　硫黄研　朱砂研细各一两

上用黑盏一只，火上熔黑铅②成汁，次下水银，以柳条搅次，朱砂搅令不见星子，放下少时，方入硫黄末，急搅成汁和匀，如有焰，以醋洒之，候冷取出研细，煮糯米糊丸，绿豆大，每服三十丸，盐汤、枣汤任下。

---

① 羸：恐为"赢"之错讹。

② 黑铅：据《太平惠民和剂局方》，当以"黑锡"为是。

75

人参饮子

治脾胃虚弱，气促气虚，精神短少，衄血吐血。

人参去芦，二钱　五味子二十粒　黄芪去芦　麦门冬去心　白芍药　当归身各一钱半　甘草炙，一钱

上作一服，水二钟，煎八分，食远服。

团参丸

治吐血咳嗽，服凉药不得者。

人参　黄芪　飞罗面①各一两　百合五钱

上为细末，滴水和丸，如桐子大，每服三五十丸，用茅根汤下，食远服。

百花膏

治咳嗽血。

款冬花　百合蒸焙，各等分

上为末，蜜丸，如龙眼大，每服一丸，临卧嚼，姜汤下。

五味子黄芪散

治因嗽咯血成劳，眼睛疼，四肢困倦，脚膝无力。

黄芪　麦门冬　熟地黄　桔梗各半两　甘草二钱半　白芍药　五味子各二钱　人参三钱

上为粗末，每服四钱，水一钟半，煎七分，日三服。

---

① 飞罗面：指磨面时飞落下来混有尘土的面。

劫劳散

治肺痿痰嗽，痰中有红线，盗汗发热，热过即冷，饮食减少。

白芍药六两　黄芪　甘草　人参　当归　半夏　白茯苓　熟地黄　五味子　阿胶炒，各二两

每服三钱，水一钟半，生姜二片，枣三枚，煎九分，无时温服日三①。

嚼化丸

治咳嗽血。

香附童便浸　北杏仁童便浸，去皮尖，炒　山栀仁炒　青黛　海粉　瓜蒌仁　诃子肉　马兜铃

上为细末，入白硼砂少许，炼蜜，少加姜汁为丸，每嚼化一丸，白汤下。

白及枇杷丸

治咯血。

白及一两　枇杷叶去毛，蜜炙　藕节各五钱

上为细末，另以阿胶五钱，剉如豆大，蛤粉炒成珠，生地黄自然汁调之，火上顿化，入前件为丸，如龙眼大，每服一丸，嚼化。

白及莲须散

白及一两　莲花须金色者佳　侧柏叶　沙参各五钱

上为细末，入藕节汁、地黄汁，磨京磨令黑，调药

---

① 服日三：恐为"日三服"之脱字。

二钱如稀糊，啜服。

燥

《内经》曰"枯涸干劲皴揭，皆属于燥"，乃阳明大肠、太阴肺之症也。夫金为水源，而受燥热，竭绝于上则津液不能荣养百脉，或患大病后，多服克伐之药，或汗下重亡津液，或因养生，误服金石之剂，或恣用酒面炽爆，偏助火邪，致使真阴有损，血液耗散，在外则皮肤皴揭，在内则肠胃干涸，在上则口燥咽干，烦渴不已，在下则闭结不便，腹中作胀，故脉见洪数结代。治法宜壮水之主，以制阳光，则金无所克，而得其肃清之令；养脾之精以滋肺液，则金有所资，而起其生化之源。惟以养血滋阴清热润燥施治，斯获全功矣。况七情所起，火自内生，不急探本，内而消渴，外而疽痈，从此伏矣，故古人定有生津甘露饮、生血润燥饮、通幽汤、润肠丸、当归润燥丸，皆治燥之良方也。若其气之实者，即与以承气通泄亦可，而年高之人，惟宜与以当归、地黄、桃仁、黄芩之剂也。

愚按：燥之一症，有口舌干燥而亡津液者，此内热之甚，水不能胜火也，宜当清热降火，如知母、门冬之属；有皮肤痛痒而干燥者，此因血虚生风，血不能胜气也，宜当凉血润燥，如生地、连翘之属；有大肠干燥而不行者，此金因热胜，粪由燥结，宜当清热润燥，如大黄、麻仁之属；有肌肉干燥而形脱者，此则内热消烁，

78

气血耗散，宜以清热养血，如归、芍、芩、连之属；又或气虚而致燥者，宜当补气生津，如人参、五味、麦冬之属；血虚而致燥者，当以养血滋阴，如生地、归、芍之属；又有汗下亡津液而致燥者，宜生脉散之属；产后去血过多而致燥者，宜四物汤之属；设或风胜而致燥者，宜以降火凉血，如连翘、生地之属；火盛而致燥者，宜以降火清热，如芩、连、山栀之属；有痰盛而致燥者，宜降火清痰，如芩、栀、杏仁、瓜蒌仁之属。诚能因其所动而治其所发，又何患气液之不宣通、元本之不和畅、内神外色之不润泽也哉？

治法主意：治燥不可太寒，开结不可太峻，燥必润之，随下而行，结欲开之，随气而顺。

燥主方

生津甘露饮

升麻　防风　甘草　防己　生地　归身　柴胡　羌活　炙甘草　黄芪　知母　黄芩　石膏　龙胆草　黄柏　红花　桃仁　杏仁

水煎加酒一小钟，稍热服。

生血润燥饮

当归　生地　熟地　黄芪　麦冬　天冬　五味　片芩　瓜蒌　桃仁　红花　升麻

水煎服，如大便燥结，加麻仁、郁李仁。

通幽汤

治大便燥结，治在幽门，以辛润之。

炙甘草　红花各二分　生地黄　熟地黄各五分　当归升麻　桃仁各一钱

水煎服。

润肠丸

此药通其大便，则气得以下行也，此方原主治脾胃中伏火，大便秘涩，或干燥不通。

桃仁　麻仁去壳，各一两　当归梢　大黄　羌活各五钱

炼蜜为丸，如梧桐子大，多寡临症斟酌服之。

当归润燥丸[①]

治干燥，小便多，大便秘。

细辛一分　炙甘草　熟地各三分　柴胡七分　黄柏知母　石膏　桃仁　归身　麻仁　防风　荆芥穗各一钱升麻一钱五分　红花少许　杏仁六个　小椒三个

炼蜜为丸，如梧桐子大。

承气汤见中风

生脉散

生津止渴，夏月摄生者不可少。

人参　麦冬各一钱　五味子九粒

水煎服。孙真人曰"夏月必服五味子，以补五脏之气"，东垣曰"夏月服生脉散，加黄芪、甘草，令人多气力"。

---

① 当归润燥丸：原书无用量，今据《兰室秘藏》补出，药味减一生甘草，小椒为"川椒"之误。

四物汤见中风

火

丹溪曰"人禀五行，各一其性，惟火有二，名分君相"，盖火内阴而外阳，主乎动，故凡动，皆属火，其曰君者，为以名而言形质相生，配于五行，故谓之君，其曰相者，为以位而言生于虚无，守位禀命，因动而见，故谓之相。然而肾肝之阴悉具相火，故东垣曰"相火，元气之贼，火与元气不两相立"，相火一起，五性厥阳之火相煽妄动，火起于妄，变化莫测，煎熬真阴，阴虚则病，阴绝则死。是以君火之气，经以暑与热言之，惟相火之气，经以火言之，盖表其悍暴酷烈有甚于君火也。又经曰"相火无君火不动，必须静养其心，心以静摄，火从何生"，故前贤有曰"必使道心常为一身之主，而人身每听命焉，此善处乎火者也，夫使人心听命于道心，则五火寂然不动，则相火反以裨补造化而为生生不息之运用，又何贼之有"。虽然人何能静，一有所动，火即随之，是火证之脉不可不知者也，故见于脉而浮短数者为虚火，见于脉而洪实大者为实火，洪大见于左寸者为心火，洪大见于右寸者为肺火，洪大见于左关者为肝火，洪大见于右关者为脾火，洪大见于两尺者为肾经、命门、三焦、膀胱之火，盖气有余即是火，火不可见，即于脉之洪大而见之也。又见阴火也则于脐下起，肺火也则于隔上起，胃火也则于膈下起，湿火也则于足上起，至阴之火也则于涌泉起。若夫治疗之法，如火在肌表者为清之，火在筋骨间者为拔之，火在脏腑内者为泻之，又曰"君火从其心，相火从其肾，虚者从其补，实者从其泻，阴者亦从补，阳者亦从泻，不可治以一味苦寒之药，致使元本不足，俾火愈甚，而谵妄作"，故《脉经》①曰"阴虚火动亦发热，勿骤凉治"，虚热勿以寒凉药为用，轻可降散，实则可泻，重者难疗，从治可施。

　　愚按：君火者，心火也，可以湿伏，可以直折，惟黄连之属可以制之，相火者，龙火也，不可以水湿折之，当伏从其性，为黄柏之属可以降之，又黄芩泻肺火，芍药泻脾火，石膏泻胃火，柴胡泻肝火，胆草泻胆火，木通泻小肠火，大黄泻大肠火，玄参泻三焦火，山栀泻膀胱火，此皆苦寒之味，能泻诸经有余之火者也。若饮食劳倦，内伤元气，火不两立，为阳虚之病，以甘温之剂除之，如参、芪、甘草之属，若阴微阳强，相火炽盛，乘于阴位，为血虚之病，以甘寒之剂除之，如当归、地黄之属，若心火亢极，郁热内实，为阳弦之病，以酸冷之剂折之，如大黄、芒硝之属，若真水受伤，真阴失守，无根之火妄动，为阴虚之病，以壮水之剂制之，如地黄、玄参之属，若右肾命门火衰，为阳脱之

---

① 《脉经》：此句见于《医经小学》。

病，以温热之剂济之，如附子、干姜之属，若胃虚过食冷物，抑遏阳气于脾胃，为火郁之症，以生散之剂发之，如升麻、干葛、柴胡、防风之属，此治火之良法也，在医者审其虚实，施其补泻，量而度之，自无不去之沉疴也矣。

治法主意：阳火从其泻，阴火从其补，实火从其泻，虚火从其补。

火症主方

补阴丸①

治人精血既亏，相火必旺，其阴不补，则劳瘵咳嗽、咯血吐血等症作矣，此丸专补左尺肾水，水升则火降，水火相平，诸症不起。

黄柏去皮，酒拌，炒褐色　知母去皮毛，酒拌炒，忌铁　败龟版酥，炙透，各三分　锁阳酥，炙干　枸杞子各二两　熟地酒拌蒸，忌铁，五两　五味子一两　白芍酒炒　天门冬去心　干姜炒紫色，三钱，寒月加五钱

右为末，炼蜜，及猪脊髓三条，和药杵匀，丸如桐子大，每服八九十丸，空心淡盐汤下，寒月可用温酒下。

梦遗精滑加牡蛎童便煅　白术各一两　山茱萸肉　椿根白皮炒，各七钱。赤白浊加白术　白茯各半两　山栀仁

---

①　补阴丸：原书未载不全，今据《金匮翼》补全：天冬　白芍各二两。

黄连炒，各五钱。脚软弱无力，加牛膝酒洗，三两　虎胫骨酥，炙透，一两　防己酒洗　木瓜各五钱。疝气加苍术盐水炒，两半　黄连姜汁炒　山栀炒，各六钱　川芎一两　吴茱萸炒　青皮去瓤，各五钱。脾气虚弱，畏寒易泄者加白术三两　陈皮一两　干姜炒，七钱。如气虚之人加人参　黄芪蜜炙，各二两。若左尺既虚，右尺亦微，命门火衰，阳事不举加黑附子童便浸泡去皮　肉桂去皮，各七钱　沉香五钱。

六味地黄丸

治肾经阴精不足，阳无所化，虚火妄动者，服此使阴旺则阳化。

干山药　山茱萸各四两　泽泻　牡丹皮　白茯苓各三两　熟地黄八两

上为末，炼蜜丸，桐子，每服七八十丸，空心白汤下。

八味地黄丸

治肾经阳气燥热，阴无所生，虚火内动者，服此使阳旺则阴生。

即六味地黄丸加附子炮　肉桂各一两

丸服同前。

痰

痰者，人身之痰饮也，人之气道清顺则痰不生，窒塞则痰壅盛，或因风寒暑湿之外感，或因七情饮食之内伤，以致气逆而液浊，则痰症成焉。是以聚于肺者则名气痰，其痰喘嗽上出，留于胃者则名食痰，其痰积利下行，在肝经者名为风痰，其痰清而多泡，在心经者名为热痰，其痰坚而成块，在肾经者名为寒痰，其痰有黑点而多稀。若夫痰滞于经络则为肿为毒，痰存于四肢则麻痹不仁，痰迷于心窍则谵语恍惚，惊悸健忘，痰壅于中膈则为痞为满，关格喉闭，胁痛乳痛，乃其所因，则又不可不知。盖痰因于风则眩晕动摇，痰因于火则吐呕酸苦，痰因于湿则肢节重痛，不能转移，痰因于寒则吞酸恶心，呃逆涎沫，痰因于情郁感动则劳瘵生虫，肌肤羸瘦，痰因于饮食内伤则中气迷闷，腹中不利，见食恶食，不食不饥，此皆痰之见于内而证于外者也。治疗之法，总宜豁痰为要，清气主之，盖气顺则痰清，痰行则病去，何也？气升痰亦升，气降痰亦降，气行痰亦行也，如专治其痰而不善理其气，则气滞痰愈生矣，又有或为寒热，或为肿痛，或为狂越，或胸中辘辘有声，或为背膊绑紧冰冷，或为咽嗌不利，咯之不出，咽之不下，状如粉絮、梅核，亦皆痰之所致也，医者必先揣其得病之由，后可施其调治之理。盖痰有新久轻重之分，形色臭味之辨，新而轻者形色青白，痰薄而稀，滋味亦淡，久而重者，黄浊稠粘如膏糊凝结，咳之难出，渐成恶味，酸腥咸苦，气臊臭秽，甚至带血而出，昔人曰痰因火动，又因滞坚，其谓是欤，夫痰因火动，则宜治火为急，痰由滞坚，则宜行滞为先。即曰热痰在知清之，湿痰在知燥之，风痰在知散之，气痰在知顺之，寒痰在知温之，郁痰在知开之，顽痰在知软之，食痰在知消之，在上者在知吐之，在中者在知下之，在下者在知提之。然总不外痰生于脾胃者宜实脾以行湿，痰生于肺肝者宜开郁以行气而已，而药则惟以二陈为主，审其病而随症加减焉，若其脾气虚者，又宜固其元气而兼运其痰。近见世俗恶半夏之燥，喜贝母之润，一遇有痰，便以贝母投之，若是脾疾则土气益伤，饮食顿减，其何生焉，此非知医者也，盖贝母施于肺金则可，以肺金喜润而脾土喜燥也，即使治肺亦勿过于凉润，以其能伤中州，必稍用脾药以生肺金，方为善治者耳。

愚按：痰之为症多端，痰之用治不一，考治痰之药在丹溪则惟以二陈为主，盖二陈者健脾理气之药也，气清则痰亦清，脾健则痰亦运，健运有常而生化之机得矣，故痰为生病之物，而亦人身之不可无。凡人之肥厚者，痰也，机关通利者，痰也，气血百脉百脉流行而升降者，亦痰也，行则为液，聚则为痰，流则为津，止则为涎，顺于气则安，逆于气则殃，运化调治当知其源，而药之寒热当知其性。其性重轻，载之药经，药经云"何曰南星治痰，因风痰之可治也，贝母治痰，因虚痰之可行也，胆星治痰，因惊痰之可去也，玄明粉治痰，因实痰之可下也，瓜蒌仁治痰，因老痰之可润也，天花粉治痰，因热痰之可清也，黄连治痰，因火痰之可施也，石膏治痰，因有余之火痰可通也"。又曰"黄芩降火而清痰，山栀开郁而行痰，前胡通表而解痰，杏仁清肺而利痰，桑皮泻肺而除痰，厚朴宽中而散痰，陈皮行气而理痰，白术健脾而运痰，竹沥清热而坠痰，白芥子引气而开痰，莱菔子破气而降痰，瓜蒂行积而吐痰，常山开结而导痰，枳壳下气而清痰，苏子降气而下痰，苍术去湿而化痰，山楂导气而消痰"，此治诸痰之妙药也。诚于临症再能辨脉之虚实，病之新久，症之寒热，药之补泻，则病未有不除者矣。

治法主意：治痰以清气为先，气顺则痰清，气降则痰下，久病必须理脾，清气兼须降火。

痰主方

二陈汤见中风

加减药详本证。

痰　火

尝谓人受天地之气以生，天之阳气为气，地之阴气为血，故气常有余，血常不足，何以言之，天地为万物父母，天为阳而运于地之外，地为阴而居于天之中，是地非天之大气无以举之也，日属阳也而常实，不借月之形以为运，月属阴也而易缺，必禀日之光以为明，故人身之阴气其消长，每视月之盈亏也，且人之生也，无不下地而有声，声，气也，若其精血，则男子必待十六而后精通，女子必待十四而后经行，是有形后犹待乳哺水谷以养，而阴气方可与阳为配，以能成人，古之为人父母者，定于三十、二十，而后娶嫁，可见阴气之难于

87

成。而古人之善于摄养也，今人弱冠早婚，不知节欲，故当其壮年，便有痰火之病，未愈①半百，已有老态，仰事俯育，一切隳坏，虽气运之寖②薄，而亦生人之自取耳。然而痰火之成患固曰多端，要其治法不外攻、补、缓、急、留、除六者而已，而其先首重审候，盖水不足则火胜，火胜则气伤，气伤则不能运化水谷而停湿，湿生痰，痰生热，以致形瘦，口干舌苔，二便秘涩，或遗精，或不禁，或淋，甚者为喘为哮，恶心嗝噎，痉痫癫狂，邪祟怔忡，喉痹，上中下三消等病，治者须要细辨病因，方可投药。其药南星、半夏以燥之也，橘红、枳壳以散之也，茯苓、猪、泽以渗之也，芩、连、栀子以降之也，连翘、桔梗、香附以开行之也，芒硝、青黛以软解之也，贝母、知母、天冬、麦冬以润之也，归、芍、地黄以滋益之也，竹沥、姜汁以导引之也。其中分别内伤不得用燥药，外因不得用滞润药，又要分新旧虚实，实而新者为病浅，若虚而老者，稠粘于胸臆之间，依附盘薄于肠胃之处，须要平和缓治，不可太猛，盖人身受病，未有不由饮食房欲及起居不节，日积月累以渐受伤者也，若骤用攻击太过，病未即除，而脏腑先受其害，后虽遇和、扁，难责效矣。故初宜治标顺气为先，分导次之，气升即属火，顺气在于降火，又中气虚者，宜固中气以运痰，若胃气有虚，则

---

① 未愈：恐为"未逾"之误。
② 寖：同浸。

痰必愈盛，次则治本，夫水亏则火盛，火盛则痰起，故端本之要，全在肾水，须宜补肾逐去邪水，今人但知利气降火，不知本原不固，徒治其标，纵得暂安，愈后复发，然而痰火难愈之。脉又不可不辨也，凡脉滑疾带洪且数者为实症，易治者也，若沉涩大小不匀为虚症，此难愈者也。六法之中，何名攻法，以人之初病痰火者，皆由外因四气内因七情而作，在上焦则眩晕喘咳，在中焦则胁肋胀疼，在下焦则遗精便赤，治上必用枝①、芩、瓜蒌、贝母、甘、桔、橘红等药，治中必用枳实、黄连、连翘、香附、花粉、苍、苓、白术、星、半之类，治下必用黄柏、猪苓、泽泻、硝、黄、木通、防己、青皮、海石、牵牛、山楂之属峻以治之，轻则五七剂，重则一二十剂，治上食后服，治中半空心服，治下空心服，药力一到，病患即解，盖人之初病，气血尚实，虽峻攻猛治，不伤元气，若药力缓慢，病邪传流，难为力矣。何名补法，凡人气体虚弱，偶患痰火，其症虽实，其本则弱，若概行泻火攻痰利药，则正气虚而不运，邪气着而不出矣，故先贤有曰"气虚不补，邪何由行"，但补药须要识得监制之法，如气虚合用参、术，必监以青陈皮，血虚合用芎、归，必佐以香附、砂仁。痰盛则贝母、瓜蒌、海粉、枳、梗、竹沥、姜汁、白芥子、赤、白苓、陈皮，甚则姜、桂以温之，火盛则花粉、

---

① 枝：恐为"栀"之误。

天、麦冬、炒栀子、干葛、木通、生地、赤芍、竹茹、灯心之类。又有冷痰上溢，昏晕气喘者，必救本壮水，肾气丸加桂、附，脾气虚弱，不能运化者，必补中燥湿，用六君子加竹沥、姜汁，如痰喘声高，脉散油汗，身如冰者，此真气惫，又非补可施可救者矣。何名缓法，痰火缠身，为病日久，病不在表而在里，或流入经络，或误药杂乱，非卒然可除其根，必也缓以治之，投以轻剂，需以日月，合用参、连、栀子以降火，必熟炒炙，合用枳实、陈、半、瓜蒌、星、苏、贝母、海粉、芒硝以消痰，必精制后用，今日轻剂，明日稍重，今日投药，明日暂止，渐以与之，庶病者，不苦于吞纳，而痰势亦可渐解，特节戒不可不谨耳。何名急法，病者一旦火起痰壅，变生不测，或口眼蠕动，或咽喉干燥，或失志癫狂，或呕吐绿水黑汁，或肠痈便血无度，此等病作，必也急以治之，在上则行吐法，用皂角末五分，半夏末三分，白矾末三分，共一剂，姜汁调服探吐，后服加减导痰汤，星、半、苓、陈、瓜蒌、枳、甘、桔、栀、芩等剂，在中必用芩、连、瓜蒌、贝母、枳实、陈、半、苏子、玄明粉、木香、杏仁、竹沥、姜汁，甚则大黄、石膏，在下则用芒硝、黄柏、防己、牵牛、橘子、滑石、青皮、赤芍、槟榔，甚则桃仁承气利药，一投不解，再投必降，譬之兵家，贼锋炽盛，必杀戮尽种，而后平定，且于正气亦无伤也。何名除法，人多忽略，方其痰火汹涌则求药，如不及，俟病势稍退，遂厌药不服，不知痰闭火伏，变生诸症，为患莫大，故治者须要悉心体察，见微思著。如见燥实痞满者必用硝、黄以除之，如见中虚下陷者必用参、芪、升、柴以提之，如见胃火痰盛者必用知母、石膏以降之，如见阴虚火盛者必用知母、黄柏以滋之，如见脾虚不运者必用术、苓以补之，如见下焦闭塞者必用木通、大黄以利之，伐之又伐，根株不留，庶乎萌蘖不复也。何名留法，世之病痰火者，往往气血不足之人，而壮实者未之有也，故治者不可太过，古云"祛邪如追寇盗，歼魁而恕胁从"，正若待小人，正己而无过察也。如见痰上涌可吐矣，而虑中虚不可尽吐，如见火上炎可降矣，而虑伤脾不可尽降，如见血可清矣，而虑伤荣不可过清，见湿可渗矣，而虑及亡津不可过利，如用黄柏、知母以滋阴是也，但滋降过则损真阳之气，中气反虚，如用黄连、枳实以消心下痞是也，但驱除过则心气损而虚胀反甚，如用枳、梗以宽胸是也，但疏泄过则损至高之气而反下陷矣。此六法者不可不知，是在高明之士临症酌中而善用之耳，此传心之妙诀也。

愚再按：世人之病痰火者，始为实痰火，中为虚痰火，末为劳伤痰火，其原则一，其治不同，实证虚症前论已明，惟有劳伤最宜斟酌。盖少年痰火因为人引破阳太早，根本受伤，致元气虚惫，或遗精盗汗，神疲力怯，饮食少进，五心烦热，此只宜调养肾气，切忌太补，亦忌太泄，盖受伤太早，而阴气方生而未足，如木方向荣，外似憔悴，内实茂发，只要断酒色一年，兼以茹淡，初服肾气丸，后服参苓白术丸，无弗愈者。中年

91

三十前后患痰火者，或得之房劳，或加之煎炒，或兼之思虑，又劳役之过，以致真阴亏损，相火随旺，火旺则阴愈烁，为喘为嗽，为痰为热，为吐衄，为手足心热，小便赤，四肢倦怠，脉来数大，或虚细弦急，甚则涩疾，此则必用滋阴降火汤加减，但脉来大数而软者加人参、苓，脉来弦急有力者加入柴、苓，脉来涩疾而短者禁用川芎、白术，但用知、柏、生地、归、芍、贝、桔、麦冬、石、连等药治之，若至虚损之甚，潮汗咳血泻遗，喉痛生疮声哑者不可治矣。晚年一旦酒色所伤者，如止是发热咳嗽，吐痰喘急者，清肺饮，参、归、芍、地、苓、麦、五味、陈皮、知、柏、甘草服，盖老年阴阳两虚，兼以受伤，难以行凉，故此不当同少壮一例治也，凡司命者，其知所以重轻先后调摄之。

治法主意：痰火初起可急攻，痰火病久宜缓治。

附录：

痰火变生诸症神效捷方

治痰火内郁，喘息有音，乍进乍退，乃胃中有实火，膈上有稠痰，宜降火清金，用陈皮四分，半夏六分，白茯八分，甘草四分，南星四分，枳实六分，黄芩八分，黄连六分，瓜蒌八分，杏仁六分，生姜煎服。治忧惊气郁，呼吸急促，而外无痰声者，乃七情所伤之故，宜分开心胸间之结气，用桔梗八分，陈皮六分，白茯一钱，甘草四分，紫苏四分，腹皮六分，桑皮六分，五味子六粒，白果六个，生姜煎服。治真阴虚损，火升

92

痰壅，一时上冲，此不可作实治，用当归八分，川芎三分，白芍一钱，熟地一钱，陈皮三分，贝母六分，知母六分，黄柏三分，枳壳六分，白茯八分，甘草四分，白水煎服。治肾虚已极，气逆上冲，抬肩撷肚，冷痰流出，胸高足冷等症，用人参一钱，五味子十粒，麦冬一钱，白术钱半，陈皮三分，干姜四分，杏仁五分，大枣煎服。治胃口宿有冷痰，时或恶逆，欲食不下，宜温胃行痰，陈皮六分，制半夏八分，白苓一钱，甘草四分，白蔻四分，香附六分，砂仁四分，白水煎服。治气郁生痰，久留清道，以致食入即返，以和中安胃为主，用人参一钱，干姜八分，陈皮六分，木香六分，炙草六分，枣子煎服。治痰火炽盛，通身战掉，此火能燥物而使气液不足之故，用当归八分，川芎六分，生地一钱，白芍一钱，黄芩八分，黄连六分，知母六分，竹沥三、姜汁一、童便二服，或痰盛，加陈皮、贝母。治痰结中焦，食不消化，嗳逆不止，陈皮八分，海粉钱半，枳实八分，白术八分，香附一钱，半夏八分，生姜煎服。治痰火闭心，恍惚，不时跳跃，如见鬼状，以清心为主，朱砂安神丸最好，次服滋阴宁神之剂，用当归八分，川芎六分，白芍八分，熟地一钱，人参六分，茯神一钱，白术六分，远志四分，枣仁六分，甘草四分，黄连四分，南星四分，龙眼肉煎服。治昏忘因惊而得，则神出舍空而痰生，以行痰为主，治用天麻八分，郁金六分，南星八分，川芎八分，远志八分，黄连六分，花粉四分，甘草三分，生姜煎服。治心火独盛，阳气有余，痰逆上冲，以降火为主，兼行痰药，用黄连一钱，黄芩钱半，大黄八分，石膏八分，枳实八分，竹茹四分，陈皮三分，白水煎服。治劳役太过，致心虚跳动，以益气安神为主，治痰火药少用，用白术一钱，黄芪钱半，茯神八分，枣仁八分，人参六分，木香一钱，当归八分，甘草四分，龙眼肉煎服。治相火燥肺，舌上赤裂，大渴引饮，谓之高消，治痰火药少用，用莲须一钱，花粉八分，黄芩六分，乌梅四分，赤苓八分，生地一钱，黄柏三分，桔梗六分，甘草四分，灯心煎服。再附秘传内伤痰火一十八症主方：赤茯一钱，橘红四分，贝母钱半，知母七分，黄芩五分，甘草四分，症如周身刺痛，禁用风药，乃血涩不足，加当归八分，桂皮二分，症如精神短少，语言乏力，懒倦嗜卧，加人参一钱，五味十粒，症如咳嗽声多痰少，乃火炎于肺，倍加知母、麦冬一钱，黄芩三分，症如阴虚火动，寒热盗汗，加当、芍、地各八分，黄柏四分，症如干咳无痰，夜分尤甚，乃肾水枯竭，虚火上炎，加桔梗八分，天、麦冬各一钱，百部八分，症如咳则引动左胁、小腹疼痛，乃疲极伤肝，加白芍八分，川芎四分，当归八分，青皮四分，柴胡八分，胆草二分，症如劳神伤心，面时带阳，咳嗽有时，加五味子八粒，枣仁一钱，茯神一钱，远志六分，当归一钱，龙眼肉六枚，症如劳倦伤脾，怠倦嗜卧，四肢无力，语言轻低，此乃虚痰火也，加人参一钱，黄芪八分，当归一钱，炙草四分，减黄芩、知母，症如食积面黄，肚胀坚硬，胃口时痛，加山楂八分，麦芽八分，神

94

曲六分，厚朴八分，砂仁三分，症如火来薄金，喉间常有腥气，时咳带红，加生地八分，山栀仁六分，丹皮八分，桔梗六分，薄荷三分，症如久患痰火，动则喘急，或左或右眠，一边不得，乃瘀血碍气，合四物汤，再加人参四分，苏木二分，桃仁四分，症如咳引百骸，从脐下逆奔而上者，乃肾气久虚，气不归元，加故纸一钱，五味十粒，症如痰结胸膈，气不舒畅，咯之不上，咽之不下，加瓜蒌一钱，桔梗一钱，花粉八分，枳壳六分，栀子仁六分，海粉八分，症如饮食厚味，煎炒过多，牙龈出血肿痛，口舌糜烂，此乃胃热之甚，加石膏、黄连各八分，滑石一钱，丹皮六分，生地八分，症如忧思郁结，气滞不行，以致心腹饱闷，胸膈胀结，痰盛气粗，加栀子仁一钱，香附一钱，苍术六分，川芎六分，朴硝六分，木香二分，沉香二分，症如脚膝痿软，行步艰难，乃湿火下注，加黄柏、防己各六分，苡仁八分，苍术六分，木通四分，羌活三分，症如痰滞于上，火起于下，头目昏晕，招摇不定，加半夏八分，青、陈皮各六分，黄连四分，入竹沥、姜汁、童便服，症如头眩眼黑，言乱肢冷，唾痰稠粘，加白术、半夏各一钱，白芥子、南星各八分，黄柏、泽泻各四分，凡此痰火变症十三条，痰火内伤十八种，皆经验屡效之秘方，近今世人十病九痰火，而诸病无不生于痰火，故特为详列之，以为沉疴者之一助云。

痰火主方

肾气丸　即六味地黄丸方见火症

六君子汤
益气补脾和中。
人参　白术　陈皮　半夏　茯苓各一钱　甘草五分
姜三片，水煎温服。

导痰汤
治痰涎壅盛，胸膈留饮，痞塞不通。
半夏汤洗七次，钱半　天南星炮，去皮　枳实去瓤，麸炒
赤茯苓去皮　橘红各一钱　甘草炙，五分
水一大盏，姜十片煎，食后温服。

桃仁承气汤
能去污血而推荡邪热，此方原治伤寒外症已解，小
腹急，大便黑，小便利，其人如狂，此蓄血之症也。
大黄三钱　桃仁十个　桂心　芒硝各一钱五分　甘草一
钱
水煎温服，以血尽为度。

参苓白术丸
人参　茯苓　白扁豆去皮，姜汁拌炒　白术炒　莲肉去
心、皮　砂仁炒　薏苡仁炒　桔梗炒　山药　甘草炙，各二
两
为末蜜丸，如梧子大，每服二三钱，用菖蒲汤下。

滋阴降火汤

熟地　当归　白芍　川芎　陈皮　白术　知母　黄柏

水煎服。

清肺饮

治发热咳嗽痰喘。

人参　当归　白芍　熟地　茯苓　麦冬　五味子　陈皮　知母　黄柏　甘草

水煎服。

痰火十三变症捷方

加减药详本症。

朱砂安神丸

治心乱烦热，怔忡，心神颠倒，吐，胸中气乱而热，有似懊侬之状。

朱砂　黄连酒炒，一钱半　甘草炙，五分　生地黄　当归头

右为极细末，蒸饼为丸，如黄米大，每服十丸。

又内伤痰火主方

详本症。

内伤痰火十八症

加减方详本症。

四物汤见中风

湿

《内经》①曰"诸湿肿满，皆属脾土"，又曰"湿胜则濡泄"，盖谓地之湿气感而害人皮肉筋脉则为痿痹，《原病式》曰"诸痉强直，积饮，痞隔中满，皆属于湿，有自外得者，有自内得者"，东垣曰"因于湿，首如裹"，盖首者诸阳之会，位高气清，为湿气熏蒸而沉重，似有物以蒙之也。腑脏亦然，失而不治，则郁而为热，热伤其气，则气不能舒畅其筋，故大筋软短而为拘挛，湿伤其血，血不养筋，则筋不束骨，故小筋弛张而为痿弱矣。又云或为黄疸，中气不清而逆害饮食，或为肿满，小水不利而四肢浮肿者焉，大概宜清热利水实脾之剂可也，又当审其方土之宜，从标本而施治，如东南地卑，其气多湿，凡受之病，必从外入，故体重脚气多自下起，治宜汗散，久则疏通渗泄，西北地高，其气大燥，其人多食生冷湿面，或饮酒食肉，露卧风霜，寒气拂郁，湿不能越，以致胸腹疼胀，甚则水鼓②痞满，或周身浮肿，按之不起，此皆自内而出者也，当以健脾胃、消肿胀、利小便为要，宜服荜茇木香散、五子五皮饮，审其元气虚实而通利之，用二陈汤加沉香、木香之剂，虚则可散，实则可利，用五皮饮加荜茇、车前之

---

① 诸湿肿满，皆属脾土，当为"诸湿肿满，皆属于脾"。
② 水鼓：恐为"水臌"之误。

98

类，全在活法，不可一途而论也。《脉经》云"或涩、或细、或濡、或缓，是皆中湿"，可得而断。

愚再按：丹溪云"六气之中，湿热为病，十常八九"，湿在上焦，宜发汗而解表，此疏泄其湿也，湿在中焦，宜宽中顺气，通畅脾胃，此渗泄其湿也，湿在下焦，宜利小便，不使水逆上行，此开导其湿也，故曰"治湿不利小便，非其治也"。吾尝考之茯苓淡渗而利小便，此行其湿也，泽泻甘咸而利水道，此散其湿也，防风辛温以散脾气，此胜其湿也，车前、滑石以行小水，此导其湿也，山栀、黄连以清邪热，此利其湿也，白术、苡仁以实脾土，此逐其湿也，凡治湿之药，能如此分，则湿无不治之症矣。

治法主意：湿之为症，吐泻水肿，膨胀脚气①，自汗盗汗，积饮停痰，阴汗阴痒，木疝㿗疝，皆属于湿，宜从上下而分利之，湿在上焦，宜从汗泄，湿在中焦，宜行燥湿，湿在下焦，宜利小便，设若湿化为热，当从热治，不可又言其湿也。

湿主方

葶苈木香散

葶苈子　茯苓　猪苓　白术　木香　泽泻　木通
甘草　栀子　滑石

---

①　膨胀脚气：恐为"臌胀脚气"之误。

原方为末，汤调，不若煎服妙。

五子五皮饮[①]

五子能定喘急，五皮能消皮肤水肿。

紫苏子　萝卜子　葶苈子　香附子　车前子　陈皮
茯苓皮　大腹皮　桑白皮　姜皮

二陈汤见中风

加减药详本症。

五皮饮

大腹皮　桑白皮　茯苓皮　陈皮　姜皮

各等分水煎服。

湿　热

湿热之症，诸书载湿而不载热者有之，载热而不载
湿者有之，未尝为此一症合而立方著论，今余特出之，
非多为此臆说也，闻之丹溪曰"东南之人，湿热之症，
十居八九，腰以下症，皆作湿热治之"，东垣曰"为痰
为满，为体重痛，为浊为淋，为带下赤白，为肿为痈，
为脓溃疮疡，为积为聚，为痢下后重，为疸为黄，为呕
涌逆食，总皆湿热之所致也"。用当分而治之，其分治

---

① 五子五皮饮：原书未载用量，今据《重订通俗伤寒论》补
出：紫苏子　萝卜子　陈皮各一钱半　葶苈子八分　车前子　大腹
皮各三钱　茯苓皮　桑白皮各四钱　姜皮一钱，有白芥子六分，无
香附子。

之法，湿胜者当清其湿，热胜者当清其热，湿胜其热，不可以热治，使湿愈重，热胜其湿，不可以湿治，使热愈大也。如初谓其湿，当以清湿为要，使湿不得以成其热，或久湿化为热，亦不得再理其湿，使热反助其胜也，有如小便混浊，大便溏泄，此湿胜其热也，疮疡脓溃，痢下赤白，此热胜其湿也，热胜其湿，下之自可，湿胜其热，利之便宜，盖治湿不利小便，非其治也，治热不利大肠，亦非其治也。设或痿唯湿热，气弱少荣，是则热伤其气，宜清热也。泄泻多湿，或本脾虚，又当实脾燥湿也。中暑吐泻，此湿化其热也，湿化其热，黄连香薷饮，中暍吐泻，此热化其湿也，热化其湿，芩连二陈汤，是虽治之不等，亦各从其类也。又闻用药之法，五苓散而利小便，湿胜热者用之，四苓散而利小便，热胜湿者用之，小陷胸而利大便，湿胜热者用之，三黄石膏汤而利大便，热胜湿者用之。伤暑而用黄连香薷饮，热欲化其湿也，泄泻而用益元散，湿欲化其热也。至若胃苓汤为燥脾利湿之药，柴苓汤为清热利湿之剂，其正不足者，分而利之也，其邪有余者，开而导之也，分而利之者，利小水也，开而导之者，导大肠也，苟能得其利之导之之用，则湿自无不去之湿，热自无不清之热矣。又见近世黄疸一症，如畲曲相似，始生于湿，继而湿化为热，则竟不见其有湿，俱当与黄疸、沙白火丹等病，用荷包草、平地木草药利小便而治，无不瘥，此犹之痰火而用雪里青，痢疾而用黄连苗也，盖取其有鲜利之性、生寒之味，行之甚速，故其效反过于本经之用。猪苓、泽泻、茵陈、木通、山栀之类，此利小便之一征也，然非治过者未之知也，而导大肠之功亦于此可逆观矣。

愚再按：湿热者，因湿而生其热也，脾土之为病也，何也？脾属土而土尝克水，湿者水之象也，郁于中宫，化而为热，故曰湿热其症头眩体倦，四肢无力，中气不清，饮食不进，小便黄浊，大便溏泄，此脏腑因湿之所伤也，其脉濡而缓甚者，发热恶寒，自汗时出，其脉濡而数，治宜二陈汤加黄芩、枳壳，如一身尽痛者加羌活，腿足痛者加防己，脚气起者加独活，湿在上焦加防风，湿在中焦加香附、干葛，湿在下焦加泽泻、黄柏，因于寒者加紫苏，因于热者加黄连，因于风者亦加防风，因于火者加山栀，因于食者加山楂、神曲，因于气者加枳、桔，因于劳者加归、术，因于大便不利者亦加黄连与枳实。总之湿热之症，初宜发散，次当清利，要先当于利小便征之，凡利小便而小便清者，宜以湿治之，利小便而小便浊者，宜以热治之也。

治法主意：凡治热者，不用燥湿之药，凡治湿者，不用清热之药。

湿热主方

黄连香薷饮见中风

芩连二陈汤见中风

五苓散见伤寒

四苓散见霍乱

小陷胸汤

三黄石膏汤俱见伤寒

益元散即天水散，见中暑

胃苓汤

治四时湿热为泻，以分利之。

陈皮　厚朴　甘草　苍术　泽泻　猪苓　白术　茯
苓　桂少许

水煎服，若渴而脉微，小腹不痛闷者去桂。

柴苓汤

治风温湿热，小便难，微热腹痛。

柴胡　黄芩炒　人参去芦　半夏制　甘草　茯苓

水煎服。

喘

丹溪曰"喘急者，气为火所郁而生痰，在于肺胃
也"，又曰"非特痰火使然，有阴虚，有气虚，有水气，
有食积等症，阴虚者，从小腹起而上逆于肺则作喘也，
气虚者，喘动气促不得息也，有火喘者，火炎上行，气
粗大而喘盛也，有寒喘者，因风寒闭肺，无汗气逆而生

103

喘也，有食喘者，因饮食过多，脾胃不能运化，至生气急而喘塞也"。戴氏曰"凡喘有声便是痰，痰壅气盛便成喘，大抵喘之为病，胃中有郁火，膈上有稠痰"，河间曰"得食坠下稠痰而喘少止，稍久食已入胃，反助其痰，痰又升上，喘反大发，俗不知此而以胃虚治之，有用燥热之药，是则以火济火矣"，丹溪曰"虚火可补，实火当泻"，宜用二陈汤加参、连、白术、山楂、厚朴等药，先运其痰，次降其火，兼理脾气，而喘自定也。又有气虚喘促者，呼吸不利，短气不续，宜以养正和气，如二陈、参、麦、五味之属。有胃虚转盛，抬肩撷肚，喘而不休，宜以调中养胃，如二陈、参、麦、桑、杏之属。若内伤于七情，外感于六气，其症似伤风而喘作者，宜以发散驱风，如二陈汤加枳、桔、桑、杏或参苏饮而用治。若久病气虚作喘者，用人参、阿胶、麦冬、五味君而补之，若新病气实作喘者，用桑皮、葶苈、枳壳、黄芩主而泻之。《金匮》云"无寒热，短气不足以息者虚也，脉来弦紧而有力者实也"，实则可治，虚不可为，症虚而脉实兼缓者可治，症实而脉虚兼数者不可为。或有脾之虚者，必先补其脾，肺之虚者，必先理其肺，使土实可以生金，不为胀助喘，金清可以生水，不为气助其急，否则土愈滞，气愈胀，则喘愈胜矣，金愈虚，气愈急，则促愈加矣，气虚气促，喘必太盛，冷汗自出，四肢逆冷，呼吸不能顺利者，必死之兆也，司命者其熟记之。

愚再按：气之壅盛而不接续者谓之喘，气之壅盛而不能均息者谓之气急，喘者有声而气上冲喉，则连头动，气急者无声，呼吸动作而气动不平，气急当和其气，而气自不急，喘盛当平其气，而自定其喘，其中分虚实缓急可治不可治，前已明言之矣。又言喘气虽急而脉势和缓者犹可治，喘势不急而脉势急促者必难治，喘气又急而脉势虚促者即不治，脉散乱者不治，脉歇止者不治，头汗者不治，汗出如油者不治，谵狂者不治，痰盛者不治，痰不出而喉中作声者亦不治。

治法主意：有汗而喘为虚，无汗而喘为实，实则可施，虚不可为。

喘症主方

二陈汤见中风

参苏饮见伤风

附效方

定喘汤①

治有余痰火，遇寒即发哮喘。

麻黄　桑皮蜜炙　杏仁　苏子　甘草　陈白果二十枚，炒　款冬花　黄芩　熟半夏

---

① 定喘汤：原书用量不全，今据《摄生众妙方》补全：麻黄　桑皮　款冬花　熟半夏各三钱　杏仁　苏子　甘草　黄芩各一钱五分。

水煎服。

神授汤

治久喘气弱，食少不得卧。

用连皮胡桃肉二个　人参二钱

煎汤食远徐服即定。

娄全善定肺汤

治肺虚作喘，身汗如油。

麦冬二钱　人参三钱　五味子一钱

水煎服。

六君子汤见痰火

补中益气汤见中风

六味地黄丸见火症

越婢加半夏汤

石膏二钱　麻黄一钱　甘草五分　半夏一钱

水钟半，枣、姜煎服，先煮麻黄，去上沫，后纳诸
药。

八味地黄丸见火症

金匮肾气丸

治肺肾虚，腰重脚肿，小便不利，或肚腹肿胀，四
肢浮肿，喘急痰盛，已成蛊症，其效如神。此症多因脾
胃虚弱，治失其宜，元气后伤而变此证，非此药不能

救。又薛新甫①曰：每见用克伐伤损脾胃，泻喘肿胀，已不可救，往往用此转危为安，妙在桂、附以补脾之母也。损庵公②亦屡称其神奇，常加参、术，活人殊众，后人毋得忽略。

白茯三两　附子五钱　川牛膝　官桂　泽泻　车前　山药　山茱萸　丹皮各一两　熟地四两

右为末，和地黄蜜丸，如桐子大，每服七八十丸，空心白汤下。

医林绳墨大全卷之二终

---

① 薛新甫：即薛己，字新甫，明代医家。
② 损庵公：即王肯堂，字宇泰，别号损庵，明代医家。

医林绳墨大全卷之三

明　钱塘方毂著

江宁周京辑

松江陈熙重刊

呕　吐　哕

考之经曰"寒伤于脾则上吐"，因知呕吐者脾病也，又曰"哕因胃病"，因知哕者胃病也，胃病则不能纳，所以恶闻食气而哕也，脾病则不能运，所以食饮不化而呕吐也。吐者，有物无声之谓，此属乎寒，哕者，有声无物之谓，此属乎火，呕者，有物有声之谓，亦属火与寒也。治疗之法，脾胃之病，不可外求，当从温治，盖脾尝喜温而恶寒，喜燥而恶湿，若偏于火论而重用寒苦之味，多不效矣，若偏于寒论而重用香燥之味，则又不可矣，惟宜中和之剂，用二神为主，加以厚朴、苍术、香附、白术、炒黑干姜，使温中散寒，暖胃则脾以和矣。至于日久而哕者，少加姜炒黄连，此则从治之大法也，若或腹痛者，加以吴萸，脉脱者，加以人参，乃能安脾健运，可不再吐。又有药入随吐者，临剂宜徐徐热服，不可通口，不可用骤，盖寒则不行，骤则难运，必

108

致复出也，近见医家多以藿香正气散为止吐之妙药，服反多吐，是则何也？盖此方兼有表药，表则升提其气，气升则吐必复作矣。又见医家因饮食之不化，多用消导之法，每以山楂、曲蘗、枳实并行，殊不知中犯实实虚虚之患，盖呕吐者，脾之虚也，脾虚则当补，如反以消导之药伤之，是使脾虚而复加虚矣，岂不蹈虚虚之患乎。然则如之何而后可，曰必欲温散则存中而且守，自无再吐之事矣。或曰恶心之症，亦无声无物，心中兀兀，欲吐不吐，欲呕不呕，邪气攻心，如秽上犯，此又何因而然也？曰邪正交争，乃作恶心，亦系脾胃邪伤之故，然此则惟以和胃为本，用二陈加白术、厚朴之剂，虚加人参，寒加干姜，火加炒连，当无有不愈者也。

愚按：吐之为症，非特寒火为然，中因风者有之，因湿者有之，因暑热攻激者有之，又因气者有之，因血者有之，因气血攻击而作吐者亦有之，因痰者有之，因饮食者有之，因痰饮停聚而作呕者亦有之。治之之法，不在治邪，而在治脾，盖脾属土而位居中央，腑脏感受之邪，莫不由之，而有四时不正之气，莫不由之，而于如脾胜则邪自去，脾健则土自安矣，专以温中为主而行气兼之可也。

治法主意：吐由寒而不清，宜以温中散寒为的，非二陈、姜、术不能治也。

呕吐哕主方

二陈汤见中风

加减药详本症。

附效方

加味理中汤

治胃虚受寒，呕吐不止。

人参　白术　干姜炮，各一钱　甘草炙，五分　丁香十粒　生姜十片

煎服。

丁香吴茱萸汤

治呕吐哕，胃寒所致。

吴茱萸　草豆蔻　人参　苍术各一钱　升麻七分　当归钱半　柴胡　半夏　茯苓　干姜　甘草各五分水煎食前热服。

吞酸吐酸

吞酸与吐酸不同，皆因湿热之所生，素问以为热，东垣以为寒也，盖言热者，言其末也，言寒者，言其本也，何以知之？考之吞酸者，由湿热积聚于胃，停滞饮

食，致胃不能传化，谷内①菜果在器，其气原湿，遇热蒸之，则易为酸也，由清气不能上升，浊气不能下降，清浊相干，致气逆于内，蕴蓄而成酸，欲吐复入，是为吞酸也，宜调胃气清脾湿，用二陈加楂、附、苍、朴之类治之。吐酸者，谓吐出酸水如酸，平时津液随气上升，皆因湿流脾胃，郁积之久，湿中生热，故从火化，以成酸味，上逆于口而吐出也，法宜清胃中之湿热，兼以健脾理气，用二陈加苍、朴、术、附、姜汁炒黄连治之，则无不愈矣。由是观之，湿热未成，当从寒也，非本而何，湿热已成，当从热也，非末而何，是则素问、东垣之论亦可见矣。

愚按：吞酸者，胃口酸水攻激于上，以致咽嗌之间不及吐出而咽下，酸味刺心，有若吞酸之状也。吐酸者，吐出酸苦之水，皆由胃气不行，脾气不运，饮食痰涎津液俱化为水，郁而停久，以成酸也。治疗之法，吞酸者，湿热欲成，当从寒治，吐酸者，湿热已成，当从火治。

治法主意：木郁不能条达则吞吐多酸，宜当从治，少加降火，以顺其性也。

吞酸吐酸主方

二陈汤见中风

加减药详本症。

———————

① 谷内：据商务本，当为"谷肉"。

嘈杂嗳气

《内经》曰"胃为水谷之海"，无物不受，皆因纵性过食酒面水果生冷烹饪难化等物，使清痰留饮聚于中宫而化为嘈杂嗳气也。丹溪曰"嘈杂者，亦属食积有热，痰因火动之谓，嗳气者，胃中有火，膈间有郁之谓"，郁火不散，则浊气冲逆于上而为嗳，痰积其下则火不行而为嘈杂。嘈杂之症，是饥不饥，似痛非痛，有若热辣不宁之状，或兼痞满恶心，渐至胃脘作痛，治宜开郁行气，清痰降火，如朴附二陈汤加姜汁、山栀之类，痞闷加苍术，久不愈加当归、山药、茯苓、黄连、陈皮、甘草、生地、贝母，此养血健脾自可者。嗳气之症，清气下陷，浊气上泛，不得顺行之故也，又脾胃虚弱，不能健运，膈有郁火，胃有稠痰积滞蕴蓄，冲逆于内而嗳发大声者也，治法亦宜开郁行气，而兼清痰降火，如二陈汤加朴、附、山楂、炒黄连之类自可者也。

愚按：嗳气嘈杂之症，切不可用白术，盖白术补脾之药也，嗳者气之不顺，嘈者火之不行，气有不顺则当顺气，火有不行则当降火，若既已不顺不行，又用补气之药，则助气反盛，何由出也，虽然白术为脾家之圣药，舍嗳气、嘈杂而外，何症可以少之者哉，而惟是症决不可用也。

治法主意：嗳气、嘈杂，此郁火也，宜当开郁、降火，亦当从治。

嘈杂嗳气主方

朴附二陈汤

即二陈汤加厚朴、香附。

二陈汤见中风

加减药详本症。

脾　胃

人以脾胃为主，而治病以健脾为先，故经云"饮食入胃，游溢精气，上输于脾，脾气散精，上归于肺，通调水道，下输膀胱，水精四布，五经并行"者也，至若脾胃一虚则腑脏无所禀受，百脉无所交通，气血无所荣养，而诸病生焉，何以知为脾病？盖脾病则饮食不纳，口中无味，四肢困倦，心胸痞满，兀兀欲吐，见食而恶。何以知为胃病？胃病则腹中作胀，大小便不利，或为呕吐，饮食不化，或为飧泄，完谷后出，又或伤饮伤食，亦伤脾胃，故东垣有曰"脾伤因好饮也，胃伤因好食也"，伤饮则水浸淫而土烂，脾不健矣，伤食则土阻塞而金衰，胃不和矣。千金云"伤饮无形之气也，宜发汗利小便，以导其湿，伤食有形之物也，宜消导行吐下，以泄其积"，是以东垣立有脾胃胜衰论，以示天下后世，其立说也详矣，而吾又考之，胃中元气盛则能食而不伤，过时而不饥，衰则有伤而不运，遇食而作疼，

113

虚则不能食而致瘦，虽食而致泻，实则少食而肥，肥则充满而气实然，丹溪曰亦有善食而瘦者，善食而瘦者，胃中有伏火，易于消化也，叔和云多食亦肌虚，正此谓欤，若河间曰"脾喜燥而恶湿，胃喜温而恶寒"，盖燥虽脾健，温虽胃和，若骤用辛温燥热之物又致胃火益旺，脾阴愈伤，清纯中和之气变为燥热燔燎之症，遂使胃脘干枯，脾脏渐绝者有矣，若用寒凉滑泄之药而救之，又致胃脘胀满，脾气不行，乾健坤静之德化为天地不交之否，使其木逆作胀，吐泻呕涌，肿满格食所由生矣，二者之间诚当酌之，合宜中和可也。

愚按：脾胃属土属湿，位居长夏，湿中生热也，湿热之病，当细分之，乃其湿化为热，或黄疸，或遗精白浊，或淋漓带下，或下痢赤白，惟当清热为要，不可又言其湿也，或水泻完谷不化，或呕吐饮食难入，是则治湿为要，不可兼言其热也，如此以治脾胃，自无不验。然而用药必本中和，庶脾可健也，盖土旺四季，寒热温凉，各随其时，万不可偏用辛热寒凉之剂，要法宜以二陈为主，如脾胃虚者加参、术、姜、枣，脾胃火动者加参、连、白芍，脾胃受寒者加吴萸、干姜，脾胃受湿者二陈配胃苓散，水道不利而兼寒湿者，二陈配五苓散，湿甚者加茵陈，湿热不清者四苓散加芩、连、山栀，食积者二陈加楂、朴、曲蘖等剂，此治脾胃不易之法也，致洁古制枳术丸，亦得先补后消之妙，其药补多消少，然亦不可常服，惟丹溪以二陈汤为主，使人调理脾胃加减用之，后人称为王道之法，诚旨哉其言也，至于人久

114

病则宜补中益气，久病不食或食不消化，痰多，或过服克伐，致损脾胃，则又以六君子汤为最捷也。

治法主意：脾喜燥而恶湿，胃喜温而恶寒，燥不可大热，温不可兼表，从乎中治。

脾胃主方

二陈汤见中风

加减药详本症。

胃苓散即胃苓汤，见湿热

五苓散见伤寒

四苓散见霍乱

枳术丸

治痞积，消食强胃。海藏云"本仲景枳术汤也，今易老改为丸，治老幼虚弱，饮食不化，或脏腑软弱者"。

枳实麸炒，一两　白术二两

上为末，荷叶包饭烧，捣为丸，桐子大，每服五十丸，白术汤下，服白术者，本意不取其食速化，但久服令人胃气强实，不复伤也，若加橘皮，则名枳术橘丸。

补中益气汤见中风

六君子汤见痰火

八味丸

即六味地黄加附子、肉桂，乃兼补命门相火也，尺脉微弱，元阳虚者宜之。

附效方

参苓白术散

治脾胃虚弱，饮食不进，呕吐泻利，大病后扶助脾胃极妙。

人参　白术　白茯　山药　白扁豆去壳姜炒，各一两五钱　甘草　桔梗开提清气　薏苡仁　莲肉各一两

上为细末，每服二钱，枣汤调下。加炒麦芽一两、砂仁三钱、山楂肉五钱为丸更能或效，有痰加半夏八钱。

钱氏异功散

治脾胃虚弱，难任饮食。

人参　白茯苓　白术　甘草　橘红　木香

各等分，姜、枣水煎服。

二神丹

治脾胃虚弱，全不进食，及泄泻不止

破故纸炒，四两　肉豆蔻生，二两

上为末，用肥枣四十九枚，生姜四两，切片同煮烂，去姜取枣，剥去皮、核，肉研为膏，八药末和，杵为丸，如桐子大，每服三四十丸，盐汤下，内加木香顺气，更有斡旋。

杨氏启脾丸

治脾胃不和，气不升降，中满痞塞，心腹膨胀，肠

116

鸣泄泻，不思饮食。

白术　人参　青皮汤洗，去瓤　陈皮汤洗，去白　神曲炒　麦糵①炒　缩砂仁　干姜炮　厚朴去粗皮，剉，生姜汁制，各一两　甘草炙，两半

上为细末，炼蜜丸，如弹子大，每服一丸，食前细嚼，用米饮送下。

资生丸

健脾开胃，消食止泻，调和脏腑，滋养荣卫。

白术米泔水浸，用山黄土拌蒸九次，晒九次，去土切片焙干，三两　人参去芦，人乳浸透，饭锅上蒸熟，三两　白茯苓去粗皮，水飞去筋膜，人乳拌，饭锅上蒸，晒干，一两五钱　橘红　山楂肉蒸　神曲炒，各二两　川黄连姜汁炒　白豆蔻仁微炒　泽泻去毛炒，各三钱半　桔梗米泔浸，炒　真藿香洗　甘草蜜炙，去皮，各五钱　白扁豆炒，去壳　莲肉去心，各一两　薏苡仁淘净，炒，三两　干山药炒　麦芽面炒　芡实净肉炒谷，一两五钱

末之，炼蜜为丸，每丸二钱重，每服一丸，醉饱后二丸，细嚼淡姜汤下。

加减香砂养胃汤

脾胃虚弱，外发浮肿，服之浮肿即消。

木香磨，三分，不见火　砂仁五分，打碎　厚朴姜汁炒，

---

①　麦糵：糵，树木的嫩芽，《孟子·告子上》：非无萌糵之生焉。

四分　陈皮一钱　茯苓五分　炒黑姜二分　草果三分　木瓜五分　麦芽一钱，炒　神曲一钱半　半夏姜汁制，胃钱（误，当是?）　车前子八分　泽泻七分，炒

　　生姜二片，水一钟半，煎大半钟，热服，渣再煎。

伤饮伤食

　　丹溪曰"伤食必恶食，气口脉必紧盛，胸膈脉必痞塞①，亦有头痛发热者，但身不疼为异尔"，经曰"饮食自倍，脾胃乃伤"，又云"饱食筋脉横解，食伤脾气逆为呕"，盖伤则运化者迟，消导者难，故中积宿滞也。致若留饮不行者，东垣曰"饮者水也，无形之气也，或醉后大饮，气逆伤脾，或形寒饮冷过甚伤肺，此水病也，射于肺而为咳，逆于脾而为满，蓄于胃而为泄，流于肠而为积，溢于脉而为肿"。非若食为有形之物也，若有宿食，停滞不行而发热者，两寸关脉必沉滑有力，其症必恶食，必噫气吞酸，或恶闻食气，或欲吐不吐，或恶心呕逆，或短气痞闷，或胃口遇食作疼，手按肚腹作痛，此其候也，实则以运脾消导之剂与之，如停食而又感寒者，则之迎气口之脉俱大，外症头疼身热，拘急恶寒，中脘痞闷，或呕吐泄泻，宜以藿香正气散或苍朴二陈汤，加香附紫苏之类与之，若因肉食所伤，加山

---

　　①　胸膈脉必痞塞：商务本作"胸膈气必痞塞"，当是。

118

楂、草果，若因米食所伤，加神曲、麦芽，或生冷水果所伤，加厚朴、白术、草果、吴萸，或饮食所伤，加葛根、紫苏，或海鲜、鱼蟹所伤，加吴萸、干姜之类。至若憎寒壮热者，必须先解其表，天寒十神汤，天暖人参败毒散。身疼胸闷，食多恶寒者，宜大温中散寒，如苍朴二陈汤加香附、干姜，中温脾健，食自行也，不必用发散药。如食在膈上，未入于胃，可吐之，如不可吐，用上文之药不可，又用山楂、神曲之剂，此脾已受伤矣，难以再行消导。或胸腹胀满，不可就与下药，气寒则食不能运，反为结胸之症，惟用温药，待食可下，运化糟粕，外症自解，不必下也。至于胸肿结痛，热甚脉实，当下者，大柴胡汤加厚朴下之。经又曰"挟食伤寒，不可先攻其里，且将发散，次宜消导，犹当究其所伤之物，分其寒热轻重而施治"，如初得此症，上部有脉，下部无脉，其人当吐不吐者死，宜以瓜蒂散吐之，或轻则内消，砂仁、神曲是也，重则下之，柴胡、承气是也，又曰"寒则温之"，半夏、干姜是也，积则破之，三棱、蓬术是也，热则寒之，黄连、枳实是也。或积聚而不行，或停饮而气逆，或饮冷而伤脾，或形寒而伤肺，病则水肿胀满，喘嗽痰涎，俱宜取汗、利小便，使上下分消其湿，用五苓、二陈加苍、朴、枳壳之类，重则积蓄为肿为满，三化、神佑之属，量其虚实而与之，须各从其类也。

愚按：饮食所伤之症，当和中健脾，不可多与消导，盖愈消则愈损，欲脾之健，反不可得矣。古人施治，分上中下三等，在上者，因而越之，中者消化之，在下者引而竭之，然亦未可为典要也，至当今方家则以平胃散出入增减，夫天地有高阜，则使平之，一平即止，如或过平，地必反成坎矣，不如用洁古所制枳术丸为胜，以此丸补中兼消也，然总不若以二陈汤为主，加白术、枳、朴、山楂、香附之类。如其虚者，以东垣调中益气、补中益气二方选用，真知其伤寒物也，加姜、桂，伤热物也，加黄连，伤肉食也，加山楂，伤米面也，加曲蘖，伤酒饮也，加葛花，或入取汗，并利小便之药。盖元气完固之人，多食不伤，过时不饥，若人先因元气不足，致令饮食有伤，克伐一用，饮食虽消，脾必受害，夫脾胃原有化食之能，今不能化者，其所能者病也，只补助其能，而饮食自化矣。

治法主意：伤食当健脾，实则消，虚则补，伤饮当实脾，或取汗或利水。

伤饮伤食主方

藿香正气散见风寒

苍朴二陈汤见风寒

十神汤见伤风

大柴胡汤

承气汤

120

五苓散俱见伤寒

三花神佑丸

治一切气，湿热沉积，痰饮变生诸病，或风热燥郁，肢体麻痹，走注疼痛，风痰涎嗽，气壅滞不得宣通等症，人壮气实者可服。

甘遂　大戟　芫花拌湿炒，各五钱　黑丑二两，取头末　大黄一两　轻粉一两

上为细末，滴水为丸，小豆大，每服加五丸，温水，百日三服，加至快利，利后须服至病根尽除为度。

平胃散

治中焦湿盛，呕吐痰水，胸膈痞滞，脾胃不和，饮食不甘。

厚朴炒　陈皮汤洗去白，各三两　茅山苍术米泔浸一宿，去皮晒干，五两　甘草一两　生姜汁，三两　小枣一百枚去核

用水五升煮干，捣作饼子，晒干为末，每服二钱，盐汤点服，久泻用乌梅、生姜汤调服。

枳术丸见脾胃

调中益气汤

即补中益气汤减当归、白术，加苍术五分、木香二分

补中益气汤见中风

121

呃　逆

丹溪曰"呃逆者，有痰有气，有火有寒之谓也"，戴氏又曰"因寒与胃火者极多，痰与气者，兼而有之"，大率胃气不和，邪气欲行，不得舒畅，因而气寒痰食并作，胃口至于脐下，直上冲喉作声，而不接续者死，宜以二陈汤从乎热治。经又曰"诸经冲上，皆属于火也"，宜以泻心汤从乎凉治。古方又言"哕以胃弱言之"，又曰"胃中有热，膈上有寒，乃作呃逆也"，以丁香、柿蒂、竹茹、陈皮治之，此清寒清气、清痰清热之药也。愚谓人之阴气，依附阳气之所养，胃工有伤，阴阳不和，被木侮之，阴为火乘，不得内守，木挟相火，故直冲清道，而为呃也，此为火症，宜用二陈汤加姜炒黄连、土炒白术等治，又以胃弱言之，胃弱者阴弱也，脾之虚也，脾气有虚，健运不能，则气道泛上而为呃也，宜当健脾理气，以二陈汤加人参、白术、当归、炒黑干姜之剂，恶寒者加丁、沉。大抵治呃之症，看其便实，脉有力者，当作火治，若便软而脉无力者，当作寒治，气口紧盛胸闷者，当作食治，下手脉沉郁者，当作气治，至于散乱而之力者不治，歇至者不治。

愚按：活人书言"哕逆之名，其说似是而非也，盖哕者，有声无物之谓，乃干呕也，呃以声名之，与哕不同，其声犹相远也，咳逆者，其声连连不已，乃无痰之嗽，而逆上也，又与呃者大不相同"，古方言其咳逆，活人书辨其哕逆，不若因其呃而忒上，候以呃忒为名可也，此其呃之为症，因其气之不顺，冲上而复下也。古方言胃中有热，膈上有寒，热不得行，寒不得散，气逆而成呃，此理甚明，故用丁香柿蒂汤以治之，丁香可以温中而散郁，柿蒂可以清热而理气，使其气清而寒自散，郁解则火自除，何有呃忒之症哉。大凡治呃之症，清气为主，香燥佐之，虽用寒药，不过所使而已，且胃气得热则行，得温则散，不可以火治之，重用苦寒致令气滞而不散，热郁而不舒，以成天地不交之否，是呃不能致死，乃因呃之用药之误而致死者，又不可不慎矣。故吾尝治呃以二陈汤为主，因于火者加姜炒黄连，其症呃声大响，乍发乍止，其脉数而有力，若数而无力，呃来连续不已者不治，因于寒者本方加吴萸、干姜，其呃朝宽暮急，连续不已，其脉沉而且迟，若迟而有神者可治，迟而无力或散乱者不治，因于痰者本方加竹茹、南星，其症呼吸不利，呃有痰声，其脉滑而有力，如无力而短数者不治，因于虚者本方加人参、白术、炒黑干姜，其人气不接续，呃气转大，若脉虚而无力，与虚而短数者不治，有痰者不治，饮食不入者不治，又有汗、吐、下后，元本空虚，误服凉药及生冷而作呃者，亦宜温补可也，如本方中加人参、白术、当归、炒黑干姜，若有痰者不治，气急自汗者不治，手足厥逆者不治，又有因于食而致呃者，脾胃不能健运，食阻气而不行，宜以温中消导可也，如本方中加厚朴、山楂、砂仁、木香。至若吐利后发呃者难治，伤寒痢后、产后久病虚

123

损，及汗下后致呃者皆难治，不可言其易也。

治法主意：呃逆者清气温中为要，虽用凉药必须姜制，仍戒少用。

呃逆主方

二陈汤见中风

泻心汤见伤寒

丁香柿蒂汤

丁香　柿蒂　青皮　陈皮

各等分，为粗末，每服三钱，水一盏半，煎七分，去渣温服。

关格 附格食格气

关格者，谓胸中觉有所碍，欲升不升，欲降不降，欲食不食，犹如气之横格也，其症皆由郁遏之气蕴蓄不出，积久成痰，有难转输，反将酒色陶情，或因忿怒加病，以致损于上者为格，损于下者为关。格则横格在上，中气满闷，喉中如粉絮梅核之状，咯之不出，咽之不下，每发欲绝，关则关闭于下，小腹急疾，或胀满填塞，欲便不便，二者皆为难治，必须在下之气升而提之，在上之气降而下之，不可于在下之症尽用通利之药，在上之病又用提吐之药，多提则多胜，多利则多闭，必须二陈去草为主，加以归、术、人参、沉香、木香、姜水炒黄①之属。丹溪曰"此症多死，寒在上，热在下，寒在胸中，遏绝不出，有无入之理，故成格，热在下焦，填塞不通，有无出之理，故成关"，又曰"格则吐逆不出，关则不得大小便"，难经又曰"邪在六腑则阳脉不和，阳脉不和则气留之，气留之则阳脉盛矣，邪在五脏则阴脉不和，阴脉不和则血留之，血留之则阴脉盛矣，阴脉盛则阳气不得相营，故曰格，阳脉盛则阴气不得相营，故曰关，关格者不得尽其命而死矣"。又有格食者，见食欲食，食不能下，此脾病也，格气者，食下即吐，气不能通，此肺病也，亦有中气闭塞，痰涎壅滞，聚而不散，如噎膈之状，治者要当先豁其痰涎，并开其郁结，亦以二陈汤加厚朴、山楂、香附为主，初发亦加沉香、木香，久病亦加炒连、人参，脾虚加白术，肺虚加麦冬，使气清则痰行，气开则格散，仍戒食肥厚之味、动气之物，为其生痰也，必日图歌笑之事，或鼓乐之音，以开其脾，又必远色以处，弃身忘家，一切事物置之度外，此症或亦可不药而愈，若其酒色财气之不舍，药食厚味之妄行，虽用千金之费，难续一命如线也。

愚按：关者，关则闭而不通也，格者，格则滞而不行也。盖气之不通，荣卫不能和顺，循环不能周流，关于下而闭于阑门也，气之不行，荣卫有所稽留，痰涎有

---

① 姜水炒黄：据商务本，为"姜水炒黄连"，当是。

所壅结，格于上而积于贲门也。此症初由噎食之所起，嗳气之所生，治当清气调中自可也，但人不以为事，视以为常，反作等闲之症，使痰日聚日长，结而不行，其门日壅日塞，闭而不开，去死之日已无几矣，然后急于调治不可得矣，吁！与其欲求治于已病之后，不若调治于未病之先也。

治法主意：关格则宜清气调中，格食格气则宜清气豁痰，不可峻利，不可大补。

关格主方

二陈汤见中风

加减药详本症。

噎嗝附反胃

《内经》曰"三阳结谓之嗝"，子和云"三阳者，大小肠、膀胱之经也，结谓热结也，小肠主液，热结则液燥而为癃闭，大肠主津，热结则津涸而不能善利，膀胱藏津液，热结则津液竭而不能流通，三阳并结则前后闭塞而不行，下既不行，饮食无从消化，所以噎食不下，纵下而复出也，即所谓坎中之阴不升，离中之阳不降，升降失宜，水火不交故也"，经又曰"少阳所致为呕涌，逆食不下"，丹溪论噎嗝反胃，则以血液枯槁言之，所以咽喉窒塞，食不能下，或食下眼白口开，气不能顺，或食入胃口，当心而痛，须臾吐出，食出痛止。

或气盛血虚，津液结耢，不能咽物，此皆上焦之噎嗝，其槁在贲门也，若饮食可入，食下胀闷，恶心欲吐，良久复出，所出完谷不化，其槁在幽门，此中焦之噎嗝也，至于朝食暮吐，暮食朝吐，中气闭塞，肌肉减瘦，小便赤少，大便若羊粪者，其槁在阑门大小肠之间，此下焦之噎嗝也。或有老人、虚人，元气不能荣运，食欲咽下，正气返上，膈塞难过，此为元本虚弱，不在其例。大抵噎气膈气，丹溪论之详矣，谓夫初起之病，其端甚微，或因心事不快，谋虑不决，而积气成痰者有之，或因郁怒难舒，气不能越，而膈塞闭结者有之，或因饮食不谨，外冒风寒，内伤七情者亦有之，或食膏粱厚味，偏助阳气，积成膈热者有之，或因心情不乐，强以酒色，欲解其忧，而真气耗散，郁气反结者亦有之，或有饥饱不时，脾胃运纳失宜，而隔食不通者有之，或有性急多怒，君火上炎，以致津液不行，清浊相干者亦有之，或有嘈杂痞闷吞酸等症，变成此病者有之，若医者不求其本，混以辛香燥热之剂投之，暂时得快，迨后不节七情，气血并竭，浊液易于攒聚，或半月一月，前症复作，死期必矣，或者缠绵日久，自气成积，自积成痰，虽有涎沫，皆停聚水饮所化，或痰挟瘀血，遂成窠囊，为痞、为满、为呕逆，死可待矣。

愚按：噎嗝反胃之症，肺金不得清化之令，肾水不滋津液之源，致使阴血有亏，肠胃失其传化而然也。治当泻南方之火，补北方之水，使水升火降，津液流通，而噎嗝自可也，故王太仆云"食入即出，是无水也，无水者，壮水之主"，褚侍中云"上病疗下"，直须以六味地黄丸料，大剂煎饮，久服可免十之三四。至于反胃之症，亦皆如此，其朝食暮吐者，又系命门火衰，不能蒸腐水谷，腹中胀满不得吐也，此王太仆云"食久反出，是无火也，无火者，益火之原"①，须用八味地黄丸，补命门火，以扶脾土之母，徐以附子理中汤，以理中焦之寒，自通其闭矣，故经曰"噎膈多生于血干，血干者，无水以滋之也"。反胃亦生于脾弱，脾弱者，无火以起之也，东垣曰"脾，阴也，血，亦阴也，阴主静，内外两静则脏腑之火不起，而金水之脏有养，阴血自生，肠胃津液传化合宜，何噎之有，何反之有"，故治者当知，如此不可妄投香辛助火竭胃也。若夫治标之法，又须清气健脾，行痞塞以转泰，助阴抑阳，全化育以和中，宜用生津养血润燥之剂，如大肠热结，宜用黄连以清其热，枳壳以开其结，小肠热结，宜用山栀以清其热，青皮以开其结，膀胱热结，宜用黄芩以清其热，木通以开其结。设或三阳并结，宜以四物生血，四君补气，二陈祛痰，合而施治，或用前三经之药合一，清热以开其结也，如合用前三经之药，当少加升麻以提之，使清气可以上升，浊气可以下降，清浊既分，即所谓离中之阳降，坎中之阴升，升降合宜，水火既济者也。若以血液枯槁言之，咽喉窒塞，食不能下，再加玄参、花粉、当

---

① 原：《内经》作"源"。

归、生地黄，若已食下，气不能顺，宜加贝母、陈皮以清其气，若已食下，气不能通，反加心痛吐出，宜用二陈、炒黄连、香附以行其气，使气通而痛止，或气盛血虚，津液结鞕，宜用贝母、二陈加山栀、黄连、麦冬、知母之类，设或食入可下，良久复出，完谷不化，亦宜二陈汤加白术、香附、炒黑干姜之类，设若朝食暮吐，中气闭塞，肌肉减瘦，小便赤少，大便若羊粪焉，此因元气空虚，津液不能顺行，肠胃不能通和，宜以香砂二陈汤加炒黄连、山栀之类，若人事狼狈，津液燥竭，生脉散作汤服之，人事稍可，大小便不能通彻利解，补中益气汤加减用治，至若老人、虚人，亦可用此法，若心事不乐，谋虑不决，而积气成痰者，宜二陈汤加胆星、黄连、山楂、青皮之类，或因饮食不谨，内外感伤，亦宜苍朴二陈汤加干葛、紫苏之类，或食膏粱厚味，积热成噎者，宜用贝母二陈汤加芩、连、山楂、曲糵之类，或有心事不乐，强以酒色是耽，元气虚郁成噎者，亦宜二陈汤加归、术、人参、山楂之类，或有饮食失节，运纳不去而成噎嗝者，宜以二陈加归、术、山楂、炒连之类，或有性急致怒，君火妄动，津液不行而成噎嗝者，宜以贝母二陈加黄连、山栀之类，致若[①]嘈杂痞闷吞酸而成噎嗝者，亦宜二陈汤加姜炒连、栀、山楂、豆仁之类，此皆急则治其标之法也。总之噎嗝之症，噎因中气

①　致若：恐为"至若"之误。

不和而成噎也，膈因气郁不顺而成嗝也，但当理气和中清热为要，或者元气亏虚宜加归、术，郁结太甚，尤宜开结，不可偏于一治，以成危笃之患，而其本源则以补肾之水火为主，如治少可，必须断妄想、绝厚味、戒房室、去劳碌、善能调养，此病未有不痊者也。凡见粪如羊屎，有颗粒者，或口中白沫，不时吐出这，或年高气血衰弱者，或脉空虚及兼歇止者，俱不可治。

治法主意：噎嗝当清气和中，补养水源，反胃当健脾养胃，火培命门，切勿施峻利之剂，有伤脾气者也。

噎嗝主方

六味地黄丸

山药四两　山萸四两　泽泻二两　丹皮二两　白茯苓二两　熟地黄八两

上为末，炼蜜为丸，梧子大，空心盐汤下，六十丸，水煎汤服亦可。

八味地黄丸

即六味加肉桂、附子各五钱，丸服同前。

附子理中汤

人参　附子炮　干姜炒　甘草炙　白术

各等分水煎服。

四物汤

四君子汤

二陈汤俱见中风

贝母二陈汤

即二陈汤加贝母。

香砂二陈汤

即二陈汤加木香、砂仁。

生脉散见燥门

补中益气汤见中风

苍朴二陈汤见风寒

附效方

秘传噎嗝仙方

白硼砂一钱五分　真青黛一钱　乌角沉香二钱

其为细末听用，再用白马尿一斤，如反胃者用黑驴尿，白萝卜一斤取汁，鲜生姜半斤取汁，共于铜锅内熬成膏，每服用膏三茶匙，加前末药七厘，以好白酒调送下，一日服三次，当日可以通关能食，诚神验仙方也，忌煎炒大荤、滞气生痰之物，并戒恼怒。

恶寒发热

先恶寒发热乃是寒症，此伤寒感寒，恶寒发热也，宜当解表，用麻黄、紫苏之属，如先发热而恶寒，名为

131

火症，由乎先热而后寒也，宜当救里，用二陈汤加炒山栀、姜炒黄连之类，亦有久服热药而得之者，非伤寒表症而恶寒发热也，乃平常自觉洒淅寒热耳，宜当滋阴凉血自可，用四物汤加生脉散之剂，或有积热动火，致令发热而恶寒，宜用凉血之剂，佐以苦寒之药，如归、芍、芩、连之类。若元虚而阳不足者，亦能发热而恶寒也，河间谓火极似水，热胜而反觉自冷，实非寒也，真元虚也，有用热药而少愈者，殊不知辛能发散郁遏之气，但暂可耳，不若用温补之剂为当，如二陈汤加参、术、归、姜之属，苦寒不得，热是无火也，经曰"热之而寒者取之阳"，由乎真火之不足也，王注曰"取之阳，所以益心火之不足，而必使其制夫肾水之有余也"，经曰"益火之源，以消阴翳"是也，东垣用补中益气汤与八味地黄丸，甚可。若恶热非热，明是虚症，又曰"阴虚则外热"，不常阳在外，为阴之卫，阴在内，为阳之守，精神外驰，嗜欲无节，阴气耗散，阳无所附，遂致热散肌表之间，此恶热也，又非真热之症，而欲寒解也，亦非伤寒发热而欲表散也，经曰"寒之而热者，取之阴"，由乎真水不足也，王注云"取之阴，所以益肾水之不足，而必使其制夫心火之有余也"，经又曰"壮水之源，以镇阳光"是也，东垣用十全大补汤、六味地黄丸，亦甚可。

愚按：恶寒发热，因外感也，发热恶寒，因内伤也，乍发乍止，是火邪之有余，日以为常，乃元虚之不足，微热而恶寒，此阴虚也，大热而恶寒，此阳虚也，有汗之大热而恶寒，此表虚而里实也，无汗微热而恶寒，此表实而里虚也，有汗微热而恶寒，此表虚而里虚也，无汗大热而恶寒，此表实而里实也，无热无汗而昼夜恶寒者，名为痼冷，亦元虚之不足也，或有昼恶寒者，亦阳虚也，夜恶寒者，亦阴虚也。东垣又曰"内伤恶寒，得就温暖即解，外伤恶寒，虽近烈火不除"。治法外感者当发散，如麻黄、紫苏可用，内伤者当温中，如理中、四逆可行，又火者二陈加炒栀，元虚者四物加参、芪，阴虚者可补阴，如十全大补之属，阳虚者可壮阳，如姜、桂、附子之属。

治法主意：恶寒发热是表症，发热恶寒是里症，当从其虚实而推之也。

恶寒发热主方

二陈汤见中风

八味地黄丸见噎膈

十全大补汤见中风

六味地黄丸见噎膈

麻黄汤

紫苏汤俱见伤风

理中汤见中风

四逆汤见伤寒

四物汤见中风

医林绳墨大全卷之四

江宁周京辑

松江陈熙重刊

惊悸 附恍惚

惊者，默然遇惊，身心皆动而神不自宁也，悸者，偶尔存想，心有所惧惚然而惕也。惊从外入，自外以惕内也，悸由内生，自内以惊外也。惊则心不自安，神不自守，梦寐不宁，起居不定，如呆如痴，饮食恶入，此当安神定志为要，治宜养心汤或安神定志丸。若恍则差类于是，但恍有疑而未定之象，由心有所惑也，亦由思多则见恍，治亦宜宁神定志之剂，如朱砂安神丸之属。悸则搐动心志摇头窜气，或默或想，如畏如惧，默想不来，警然而惕，此当清痰理气为要，治宜芩连二陈汤，或牛黄苏合丸。若惚亦不远于是，但惚乃心无所主之谓，亦由心有所惧也，盖多虚则生惚，治宜养心壮志之剂，亦养心汤、定志丸之类。又有心虚而痰郁，或耳闻大声，目击异物，心为物忤，如是之惊，乃痰因火动也，治宜归术二陈汤加芩、连、枣仁。如心气太虚，神

134

不自守，如物所撄①，忽然而惧惕，亦当作悸治之，乃心为痰所迷也，治宜枳桔二陈汤加归、术、参、麦，如心血少而发惊悸恍惚者，治宜猪心丸，此治之之活法也。

愚按：心家之病，当从心治，若心有不宁，此邪自外生也，心有不安，此血自内虚也。夫志由心出，事由心定，故血虚者，则当养血以补心，邪胜者，则当清气以豁痰，心气一足，则神志自宁，否则清补相反，罔见效矣。

治法主意：治惊莫若安心，治悸莫若顺气，治恍莫若宁神，治惚莫若养血。

惊悸主方

养心汤

治痰多少睡，心神不足。

黄连　白茯　茯神　麦冬　当归　芍药　甘草　远志　陈皮　人参　柏子仁　半夏　五味子　川芎　肉桂
莲肉四个去心

煎服。

安神定志丸

治肥人痰迷心膈，惊悸怔忡。

远志一两　人参一两　白茯三两　菖蒲二两　琥珀　天

---

① 撄：意为扰乱，萦绕。

花粉　郁金各一两　　贝母　瓜蒌各五钱

上为末，姜汁竹沥丸，绿豆大，朱砂为衣，每服二钱，火盛者加黄连一两。

朱砂安神丸见痰火

芩连二陈汤

牛黄苏合丸俱见中风

定志丸

治气虚恍惚健忘等症。

人参　白茯各三两　远志肉　菖蒲各一两

蜜丸桐子大，朱砂为衣，每服五十丸，食远白汤下。

归术二陈汤

即二陈加当归、白术。

枳桔二陈汤见中风

附效方

远志饮子

治心劳虚寒，梦寐惊悸。

远志　茯神　肉桂　人参　酸枣仁炒　黄芪　当归各一两　炙甘草半两

㕮咀，每服四钱，水盏半，枣一、姜三，煎七分，日三服。

人参养荣汤

治脾胃俱虚，血气并损，变见诸症，勿论其病，勿论其脉，但用此汤，其病悉退。

白芍一钱五分　人参　陈皮　黄芪蜜炙　桂心　当归　白术　甘草各一钱　熟地　五味子炒研　茯苓七分半　远志五分

姜、枣煎服。

大聪明枕中方

龟甲　龙甲　远志　菖蒲

四味等分为末，酒服。

十味温胆汤

治心神不宁，时忽惊惕，郁滞烦闷，饮食无味。

半夏汤泡　枳实麸炒　陈皮去白，各二钱　白茯去皮，钱半　枣仁炒　远志去心，甘草汁煮　熟地酒洗，焙　五味子　人参去芦，各一钱　炙粉草半钱

水一盏，姜五片、红枣一枚，煎一盏，不拘时服。

妙香散

治精神恍惚，虚烦少睡，夜多盗汗，常服补益气血，安镇心神。

山药姜汁炒　茯苓去皮　茯神去皮　远志肉炒　黄芪各一两　人参　桔梗去芦　炙甘草各半两　木香煨，二钱半　辰砂三钱，另研　麝香一钱，另研

上为细末，每服二钱，不拘时，温酒调下。

秘旨安神丸

治心血虚而睡中惊悸，或受惊吓而作。

人参　半夏汤泡　酸枣仁炒　茯神各一钱　当归酒洗
橘红　赤芍药炒，各七分　五味子五粒，杵　甘草炙，三分

上为末，姜汁糊丸，芡实大，每服一丸　生姜汤
下。

怔　忡

怔者，征也，如将征战者也，忡者，冲也，如忡冲
未得疏也，是皆心脾之症，多因事有不谐，思想无穷，
因气盛血少，偶尔遇惊受气，致令气郁生痰或痰因火动
者也。又曰怔则心胸之气左右攻击，聚而不散搐动中
焦，致令心有所动，郁烦躁扰，懊恼不宁，坐卧难安，
甚则恶心呕哕，有欲吐不吐之状，治当安心养血，清痰
理气之剂，如二陈汤加归、术、人参、姜汁炒山栀，若
久病则去半夏，用贝母。忡则气之冲心，若胃口所起者
有之，若丹田所起者有之，皆因在下浊气搐动中焦，致
使心有不宁，气有不舒，烦乱躁扰，跳动无时，甚则呕
哕恶心，所吐饮食，得汗少瘥，遇气又发，治当二陈汤
加姜水炒黄连、归、术、人参之类，如火盛不吐者，去
半夏用生连、贝母。

愚按：怔忡之症，痰因火动之谓也，虽从火治，不
可专治其火，大用寒凉之药，使邪气反胜，正气反衰，

138

亦不可专理痰气，过用香燥之剂，使火反动则病必愈甚，惟当养其心，盖心属火，若心有所主，则火自不妄动，而怔忡之病除矣，故治此症者，养血补心为治之本，清痰理气为治之末，虽间用苦寒之药，必须姜制，切勿从其性而升之。若用清痰理气之剂，则又以补养为先，清理佐之。

治法主意：怔者，血之虚，忡者，火之盛，养血降火，怔忡自定。

怔忡主方

二陈汤见中风

加减药详见本症。

附效方

平补镇心丹

治心血不足，怔忡，夜多异梦，如堕层崖。

白茯　五味子　车前子　茯神　肉桂　熟地酒蒸，各一两　山药　麦门冬　远志肉炙，各一两五钱　天门冬净，一两一钱五分　人参五钱　枣仁炒，二钱五分　龙齿二钱五分　朱砂五钱，为衣

炼蜜为丸，空心米饮下二十丸。

健　忘

健者，建也，如建立其事，随即遗忘也，此症皆因

情志不乐，思想无穷，神不自守，心不自安，致使血气耗散，痰涩迷惑，遇事遗忘，故名健忘也。又有老人而多忘者，此则老人气血衰弱，神思昏迷，志意颓败也，又有心气不能专主，脾气不能善思，随事可应，不能善记，亦谓之健忘。又有痴愚之人，痰迷心窍，遇事不记，或记而即忘，亦谓之健忘。如或聪明之人，非不能善记，或多记而后忘，此因心事多端，游心千里之外，心不专主，随记随忘也。大抵健忘之症，固非一端而得，病之由皆本于心肾之不交也，心不下交于肾，则浊火乱其神明，肾不上交于心，则精气伏而不用，火居上则因而为痰，水居下则因而生燥，此健忘之所由起也。

愚按：健忘之症，遇事而应答不周也，盖其心志有不定也，宜当补养心脾，治以天王补心丸之属。有问事不知首尾，做事忽略而不计者，此因痰迷心窍也，宜当清痰理气，治以牛黄清心丸之属。若老人虚人，而遇事多忘者，宜补养心血，治以养心汤、定志丸。若痴若愚，善遗善忘，而不知事体者，宜开导其痰，治以芩连二陈汤。然而此症也，虽由于心肾之不交，而亦由于脾之失养，盖脾主思，心主应，多思则伤脾，多应则伤心，思应太过则心脾不守，心不守而无所主，脾不守而无所纳，则健忘之症自此而出，治者唯养心滋肾而兼补脾，则无有不效者也。

治法主意：补养心脾则能多记，开达心孔则不遗忘。

140

健忘主方

天王补心丹

宁心保神，益血固精，壮力强志，令人不忘，清三焦，化痰涎，去烦热，除惊悸，疗咽干，养育心神。

熟地　白茯苓　柏子仁　丹参去芦　百部　石菖蒲　牛膝去芦,酒洗　杜仲　天门冬泡,去心　当归　酸枣仁炒　玄参　远志甘草水泡,去心　五味子去梗　捡参去芦　白茯神　桔梗　甘草各等分

一方有麦门冬，朱砂飞净为衣，蜜丸弹子大，每服一丸，临睡龙汤化下。

牛黄清心丸

治痰迷心窍。

白芍　麦冬去心　黄芩　当归　防风　白术各一两五钱　柴胡　桔梗　川芎　白茯　杏仁各一两二钱五分　神曲　蒲黄炒　人参各二两半　羚羊角　麝香　龙脑各一两　大豆黄卷炒　肉桂　阿胶炒,各一两七钱五分　白蔹　干姜各七钱五分　牛黄研,二两二钱　犀角屑二两　雄黄飞,八钱　甘草炒,五钱　干山药七钱　金箔千二百片内,四百片为衣　大枣蒸润,去皮、核,研

上除杏仁、金箔、二角屑、牛黄、雄黄、脑、麝外，共末和匀，炼蜜与枣膏为丸，每两作十丸，金箔为衣，每服一丸，食后温水下。

养心汤

定志丸俱见惊悸

苓连二陈汤见中风

附效方

琥珀养心丹

治心血虚，惊悸，夜卧不安，或怔忡心跳者。

琥珀另研，二钱　龙齿煅，另研，一两　远志黑豆、甘草同煮，去骨　石菖蒲　茯神　柏子仁　人参　酸枣仁炒，各五钱　当归　生地各七钱　黄连三钱　朱砂另研，三钱牛黄另研，一钱

上为细末，将牛黄、朱砂、琥珀、龙齿研极细，以猪心血丸，如黍米大，金箔为衣，每服五十丸，灯心汤下。

酸枣仁汤

治心肾不交，精血虚耗，痰饮内蓄，怔忡恍惚，夜卧不安。

酸枣仁炒，一两半　远志　黄芪　莲肉去心　罗参当归　白茯　茯神各二两　陈皮　粉草各半两

㕮咀，每服四钱，水一盏半，姜三，枣一，煎七分，临卧日三服。

柏子养心丸

柏子仁捡净，微蒸，晒干去壳　黑玄参酒洗，各二两　枸

142

杞水洗净，晒干，三两　麦冬肉　茯神各一两　熟地酒浸　甘草去粗皮　当归酒洗　石菖蒲洗净，各五钱

上为末，蜜丸桐子大，每服五六十丸，白滚汤下。

汗

东垣曰"人之汗，犹天地之雨也，阴滋其湿，则为露雾雨也，阴血内攻，则使汗出如雨也"，故阴邪内入，非发汗不能疏泄其邪，但汗不可太过，多汗则亡阳，何也？盖汗由血化，血自气生，在内为血，发外为汗。又汗乃心之液，自汗之症，未有不由心肾俱虚而得者，阴虚阳必辏①，发热而自汗，阳虚阴必乘，发厥而自汗，此阴阳虚实之所致也。治疗之法，阳虚阴必乘，宜用生脉散，敛而实之，阴虚阳必辏，宜用当归六黄汤，收而敛之。又有阳盛不能养心以自守，阴虚不能外护以自持，致令津液耗散，腠理不密，因静而内攻，故睡而汗出，醒则阳气自泄而汗亦止，是盖谓之盗汗，非若自汗之症，所出不时，觉亦不止者，大率自汗有阳虚所致，盗汗因阴虚所乘，阳虚者，心气之不足，宜收以敛阴，虚者肾气之不足，宜补而实，《举要》曰"自汗阳亏，盗汗阴虚，东垣有法，对症可施"。

愚按：汗症非惟自汗、盗汗，亦有头汗者，谓头面

---

① 辏：恐为"凑"之误，下同。

多汗，或食汤饭酒面，使热蒸于上，则头面汗出淋漓疏泄，故谓之头汗，此阴虚不能以附阳也，宜以当归六黄汤治之。又有心汗者，当心膻中，聚而有汗，皆因多思，有伤心脾，致令汗出心孔，宜以生脉散或六味地黄丸敛之。又有阴汗者，谓至阴之处，或两腿挟中，行走动劳，汗出腥秽，宜以泽泻为末，盐汤下之。或有鼻汗者，凡遇食饮汤饭，则鼻上多汗，此肺虚乘热也，此宜益肺凉血，可用人参固本丸。又有腋汗者，两腋之下，遇动彻则有汗，此肝虚乘热也，此宜补肝养血，可用六味地黄丸。亦有手足有汗，遇天寒则汗多，此阳盛其阴也，此宜抑阳补肾，可用滋阴补肾丸。

治法主意：敛汗必须酸枣，无滋阴则汗不收，俱以四物为主，阳虚佐以参、麦，阴虚佐以参、芪。

汗主方

生脉散 见燥症

当归六黄汤
治盗汗之圣药。
当归　生地黄　熟地黄　黄柏　黄芩　黄连各一钱
黄芪二钱
水二钟，煎一钟，临卧服。

六味地黄丸 见火症

人参固本丸
天门　麦门　生地　熟地　人参各等分

144

蜜丸，桐子大，每服七八十丸，空心盐汤下。

滋阴补肾丸

黄柏　知母各二两　熟地三两　归身二两　牛膝　茯苓　泽泻各一两

上为末，蜜丸，梧子大，每服六七十丸，白汤送下。

附效方

加味补中益气汤

治阳虚自汗。

人参　黄芪　当归身　白术　升麻　柴胡　橘红　甘草　麻黄根　浮小麦　白芍　桂皮　酸枣仁

虚极者加附子二片，枣二枚，水煎温服。

加味当归六黄汤

治盗汗。

本方加枣仁、牡蛎、门冬各七分，五味子九粒，枣二枚，水煎温服。

加减黄芪建中

黄芪一钱　官桂　甘草　白芍各五分　人参　当归各一钱

枣二枚，水煎温服。

虚　损

虚者，血气之虚也，损者，腑脏之损也。《内经》

曰"肾肝之阴，升心肺之阳，降而为平和之气血"，如或斫丧①无度，负重劳伤，或梦遗精滑，淋漓带浊，以致精血耗散，阳火燔腾，此为阴不升，而阳不降，以成虚损之症，乃阴虚也。又有内伤之症，饮食不节，起居失时，奔驰劳碌，或伤筋动骨，或忧思郁结，以致心肺之阳失守，肾肝之阴不生，此为阳不升而阴不降，以成虚损之症，乃阳虚也，东垣曰"内伤发热"是谓，负重奔驰，阳气自伤，不能升达，自伤阴分，而为内热，此阳虚也，其脉大而无力，以属脾肺之病。阴虚发热是谓精元失守，阴血自虚，不能治火，使阳气升腾，而为内热，此阳旺而阴虚也，其脉数而无力，以属心肾之症。吾尝辨之阳虚多痼冷，阴虚多积热，阳虚则面无精彩，而形体痿弱，阴虚则气急咳嗽，而盗汗发热，此其阴阳不能和平也，水火不能既济也，荣卫不能流行也，百脉不能荣养也，腑脏不能灌溉也，表里不能卫护也，故得虚损否极之症，其症百节烦疼，腰酸脚软，或胸闷短气，心烦不安，或耳鸣目眩，咳嗽寒热，或盗汗遗精，白浊殠泄，或食少无味，不作肌肤，或睡中惊悸，午后发热，或怠倦无力，四肢不收，或虚火上攻，而面赤喘急，有一症见，即当因其病而药之，若视其症之不大，自为起居可动，作为可施，饮食可进，不加调治，及病深人惫，始欲收救，不可得矣。吾尝见损于心者伤其

---

① 斫丧：亦作斲丧，此指沉溺酒色，损害身体，赵翼《陔馀丛考》卷四十三：人不自爱惜，耗其精神于酒色者，曰斫丧。

146

荣，宜安心而养血，损于肺者，伤其卫，宜益肺而养气，损于脾者多不食，宜和中而健脾，损于肝者多暴怒，宜开郁而行气，损于肾者多伤欲，宜补其精，坚其骨，而益其髓，此治之大法也。若局方用温热之剂以劫虚，虽脾得温而进食亦能暂可，而不知质有厚薄，病有浅深，一或失手，将何救挽，此大热之药，绝不可用以济阴虚者也。又谓丹溪剂用苦寒以救阴火，亦不知苦寒虽除其热，而其元不能自生肾水，反被其所害，故经曰"阴虚火动亦发热，勿骤凉治"，谓虚热勿以凉药为治也。又曰"轻可降散，实则可泻"，重者难疗，从治可施，然虽云从治，而苦寒之剂，但可施于一时，实非调治之良法也。若夫调治之法，必须不寒不热，将中和之剂，而为温补之药，以调养之，则阴可升而阳可降，精可生而神可足，使气血有所依附，脏腑有以和平矣。

愚按：虚损一症，如虚者，气之虚也，血之虚也，阴之虚也，阳之虚也，损者，损于心则惊悸怔忡，损于肺则痰涎咳嗽，损于脾则饮食逆害，损于肝则吐衄筋挛，损于肾则骨痿少气，此虚损之所由也。治者当因是推之，各归其条而用治，且如气之虚者，必劳力，必失饥，必强涉于道路，以致元本空虚，此内伤元气之故也，当用补中益气汤治之。血之虚者，或吐衄，或崩漏，或大小便下血，以致血空虚损，此内伤阴血之故也，宜以四物加减用治。阴虚者真阴之虚，或斫丧，或梦遗，以致真阴不守，精血耗散，而为不足之症，宜用十全大补汤主之。阳虚者，真阳之虚也，若自汗，若瘤

147

冷，以致真阳不足，而为下陷之症，宜用生脉散、人参理中汤，或补中益气汤，因其症而用之。大抵虚损之药，不可大热，不可大寒，不可大补，必须温养之剂，通和荣卫，发生真元，使精神内守，血气内和，而复天赋之禀受，否则损于肺，皮聚而毛落，损于心，血脉虚少，不能荣于腑脏，损于脾，肌肉消瘦，食饮不为肌肤，损于肝，筋缓不能自收持，损于肾，骨痿不能起于床，凡若此者，皆虚损必死之症也。

治法主意：阴虚补其阴，阳虚补其阳，补阳不可以伐阴，补阴不可以损阳。

虚损主方

朴附二陈汤

补中益气汤

四物汤

十全大补汤俱见中风

生脉散见燥症

人参理中汤见中风

内 伤

内伤者，有饮食所伤，有劳力所伤，有房劳所伤，皆言内伤之症也，在治者，分别而推之。如饮食所伤之症，脾胃之所伤也，盖脾胃主运化，伤则所运皆难，而中气胀满，食饮不思，遇食则有所恶，或食下作疼，四肢倦怠，口多粗气，其脉右关紧盛，治以消导宽中为主，宜用二陈汤加厚朴、香附之剂，若面食所伤加麦蘖，米食所伤加神曲，生冷所伤加吴萸，鱼蟹所伤加干姜，形寒冷饮①所伤加苍、朴、白术，酒肉所伤加干葛、山楂。设或劳力所伤之症，此气血之所伤也，百节疼痛，腿足酸倦，无气以动，亦无气以言，此为内伤元气也，治宜补中益气汤。又有房劳所伤之症，精血之所伤也，伤精则脉数，伤血则脉虚，其症精神困倦，饮食无味，头晕腰酸，小腹急疾，治以滋阴养血，添精补髓之剂，宜用四物汤加参、术、麦冬、五味、牛膝、枸杞之类。又有醉饱行房，为脾胃之内伤，伤脾则中脘作疼，伤肾则小腹急疾，小便不利，亦宜补中益气汤加山楂、厚朴。又有房劳之后继以劳力，或劳力之后加以行房，是则伤精伤气之症也，伤精则精神不守，伤气则四肢不收，治宜十全大补汤加酸枣仁、五味子。又有醉饱而劳力者，此劳伤脾气之症也，脾主运化，劳伤元气则健运者难，而中气胀闷，气急咳嗽矣，宜当健脾为主，行气次之，治以二陈汤加白术、厚朴、山楂、当归之类。亦有劳伤元气，加以醉饱房劳者，此伤其真气，正气下

---

① 形寒冷饮：商务本作"形寒饮冷"，当是。

陷，亏损脾土，运化不行，致令相火攻入大小二便，欲出不出，欲利不利，急坠作疼，无从上下，治宜升提之剂，如补中益气汤加黄柏之类，知者详之。

愚按：内伤之证，不可枚举，各有症治之不同，东垣虽载方书中有内伤、外感之辨，但不分劳伤、房劳、饮食所伤之论，皆以内伤元气一同施治，使后之学者俱用补中益气汤为主，殊不知补中益气在劳伤而元气下陷者可也，若使精血不足之症，而用升提之剂，则下元愈提愈亏，岂为善用良法者哉？又论内伤醉饱之症，此饮食不行，停聚中膈，善为消导可也，若用补中益气，内有参、芪等剂，恐得实实虚虚之患矣，在医者当以理而推之。

治法主意：内伤精血宜大补，内伤元气宜温补，内伤饮食宜消导，不可纯行克伐者也。

附聂久吾《奇效医述》论

或问曰内伤挟外感与外感兼内伤何所分别？曰先有内伤而后感寒谓之内伤挟外感，先有外感而又内伤谓之外感兼内伤，此大同小异，其治法亦大略相同也。然内伤不必皆房劳，或饮食伤脾胃，或劳倦伤神气，皆谓之内伤，但不若房劳为甚耳。又问曰内伤、外感相并，俗谓之两感，言其内外两受病，非仲景伤寒阴阳两感之谓也，此病举世不能治，即治之全活者甚少，何者？欲攻外邪则愈损正气，而虚怯以死，欲补正气则反助外邪，而热燥以死，且自古名公方论，不惟仲景伤寒，诸篇无

150

一言及内伤，即东垣内伤外感论言之，虽详然其意，恐人误认内伤发热为外感发热，因辩若何为内伤当补，若何为外感当发，至于内伤挟外感等症，并未论及，亦无治法，丹溪亦言之未详，古人未传，无怪乎时医之不能治此病也。今子分两截治之，先清其外邪，而后补其内虚，起死回生，识见超越千古矣，然此为日久而外邪入里者立法也，若内伤挟外感，初起一二日，寒邪尚在表者，用何法治之？曰此当速发其汗，强壮者用羌活汤发之，怯弱者用加减参苏饮发之，一汗之后，即当用补虚，甚者用加减补中益气汤补之，虚未甚者，用生脉散补之，此其收功比外邪入里者尤速也，若发汗后不补，则虚阳外散，发热死矣。

内伤主方

二陈汤

四物汤

十全大补汤俱见中风

加减药详本症。

补中益气汤附东垣加减法

黄芪一钱　人参病甚者一钱　炙甘草五分或七分　白术当归各七分　陈皮五分　升麻　柴胡二味酒炒，各三分，多汗蜜拌炒

用姜、枣煎。东垣曰"脾胃一虚，肺气先绝"，故

151

用黄芪以实腠理，不令自汗出也，上气喘促，损其元气，用人参以补之，心火乘脾，用炙甘草之甘温以泻火热，而补胃中元气。若脾胃急痛，腹中急迫者，宜多用之，此三味除湿热烦热之圣药也，白术苦甘温，除胃中热，利腰脐间血，升麻、柴胡苦平，味之薄者，升胃中之清气，又引黄芪、甘草甘温之气上升，能补卫气之散解，而实其表，又缓带脉之数急，用当归以和血脉，橘红以理胸中之气，又能助阳气上升，以散滞气，助诸甘辛为用，或少加黄柏以救肾水，而泻阴中之伏火也。表热者一二服，气和微汗而愈。如咽干者加干葛，如心刺痛乃血不足加当归，如精神短少加人参、五味子，如头痛加蔓荆子，痛甚加川芎，顶痛、脑痛加藁本、细辛，有痰加半夏、生姜，如咳嗽夏加五味、麦门冬，秋冬加藕节、麻黄，春加佛耳草、款冬花，久嗽肺中伏火去人参，如食不下乃胸中有寒，或气涩滞加青皮、木香、陈皮，寒月加益智、草豆蔻，夏月更加芩、连，秋加槟榔、砂仁，如心下痞闷加芍药、黄连，如腹胀加枳实、木香、砂仁、厚朴，天寒加生姜、肉桂，如腹痛加白芍、甘草，有寒加桂心，夏加干葛、黄芩、芍药，冬加益智、草豆蔻、半夏，如胁痛或缩急加柴胡、甘草，如脐下痛加熟地黄，不已乃是寒也，加肉桂，如大便闭塞加当归、大黄，如脚乏力或痛加黄柏、防己，无力而软加牛膝、杜仲。三锡曰此方加减法原为中气不足而有火者设，余常治脾胃两虚，食不甘且不化者，减当归加麦蘖、神曲、山楂，大获奇验，第下焦阴虚火盛者不宜

152

服。若本方减当归、白术，加苍术五分、木香二分，即调中益气汤，治四肢倦怠，肢节疼痛，身体沉重，烦心不安，口失滋味，米谷不化，嗜卧无力，不思饮食，胞满短气。不若本方去白术，加草豆蔻四分、黄柏三分、神曲五分，即升阳顺气汤，治饮食不调，劳役所伤，腹胁满闷，饥常如饱。

附聂久吾先生内伤挟外感先清后补效方

羌活汤

强壮者服此发散。

羌活　苏叶　白干葛各一钱　苍术　防风各六分　白芷　小川芎　去白陈皮各五分　生香附七分　甘草三分

生姜三片同煎，热服取汗。

加减参苏饮

弱者服此发散。

人参五分，虚甚者加至一钱　苏叶　干葛各一钱　去白陈皮　制半夏各五分　白茯苓六分　甘草三分　香附　白芷　小川芎各五分　防风五分

生姜三片同煎，热服取汗。

加减补中益气汤

虚甚者用此补。

人参二钱　黄芪蜜炙　当归身　麦冬各一钱五分　去白陈皮　炙甘草　柴胡各五分　白术去芦去皮，六分　北五味子大颗者，研碎，九粒

生姜一片、好胶枣一枚，洗净同煎。

生脉散

未虚甚者用此补。

人参一钱五分　麦冬二钱　北五味五分，打碎

单水煎，不拘时服，觉精神虚弱，连服数剂，亦可觉有火，加酒炒黄柏三分。

消　渴

消渴之症有三，欲饮而无度者是也，盖水包天地，先贤之说异矣，然则人身之水，亦可以包涵五脏乎，夫天一之水，肾实主之，膀胱为津液之腑，所以宣行化令，而肾水上乘于肺，故识者以肺为津液之脏，通彻上下，随气升降，是以三焦脏腑皆囿乎真水之中，《素问》以水之本在于肾，末在于肺者，此也，真水不竭安有所谓渴哉？人惟淫欲，恣情酒色是耽，好食炙爆辛辣动火之物，或多服升阳金石之剂，遂使水火不能既济，火挟热而上行，脏腑枯涸而燥炽，津液上竭而欲水，日夜好饮而难禁，以成三消者也。然三消者何，彼多饮水而少食，大小便甚常，或数而频少，烦躁舌赤，此为上消，乃心火炎于肺也，宜当泻心火补肾水，使肺得清化之令，则渴自止。若饮水多而小便赤黄，善饥不烦，但肌肉消瘦者，乃为中消，此邪热留于胃也，宜当清胃火而益肾水，则脾得健运之机，水得清化之令，自然不渴者

154

矣。若小便淋如膏糊，欲饮不多，随即溺下，面黑体瘦，骨节酸疼，是谓下消，此邪积于肾也，宜当清膀胱之湿热，益肾水之本源，使健运之令有常，生化之机不失，渴自无矣。又有强中消渴则其死可立而待也，此虚阳之火妄动于下，虽泄不休，致使肾脏枯竭，欲得茶水相救，殊不知愈饮而愈渴也，元气衰弱水积不行，小腹胀满，小便疼而难出，有必死之理也。若夫治三消之法，当何以乎？宜以白术散养脾生津为主，或用五味、乌梅、参、麦、地黄、天花粉之类，上消者加山栀、黄芩，中消者加黄连、白术，下消者加黄柏、知母，切不可投大寒冷之药，而使脾阴愈伤也，治宜谨之。

愚按：河间曰"饮水多而小便多者，名曰消渴，饮食多而不甚渴，小便数而消瘦者，名曰消中，渴而饮水不绝，腿消瘦，而小便有脂液者，名曰肾消，此三者其燥热一也"，《内经》曰"二阳结谓之消"，正此之谓也。是故治此症者，补肾水阴寒之虚，而泻心火阳热之极，除肠胃燥热之胜，济阴中津液之衰，使阴阳和而不结，腑脏和而不枯，气血利而不涩，水火济而不滞，此治之之大法也。如消渴初起用人参白虎汤，久而生脉散，中消初发调胃承气汤，久则参苓白术散，肾消初起清心莲子饮，久而六味地黄丸。强中者谓小便强硬不能软，皆因虚阳之气妄动下焦，不交自泄或泄而又欲交媾，动辄不已，痒麻难过，或精道妄来，如血如脂，肌肤日减，荣卫空虚，谓之强中，毙不久矣，虽有荠苨[1]丸，亦可回生，然亦未可尽恃也，如望治之其初起者，可用归、芍、牛膝、枸杞子、五味、熟地、黄连、青皮之类，然须首绝房劳者可救，否则不治。

治法主意：消渴虽是燥热，不可太用苦寒，致使脾气不行，结成中满，不可又与香燥助热，内结痰喘，生疽生痈，至要绝欲以生津，饮水多不禁。

消渴主方

白术散

治虚风多汗少气，不治将成消渴。

牡蛎煅，三钱　白术一两二钱半　防风二两半

为末，每服一钱，温水调下。

人参白虎汤 见伤寒

生脉散 见燥症

调胃承气汤 见中风

参苓白术散 见脾胃

---

① 苨：叶茂盛貌。荠苨：出《名医别录》，又名杏参、甜桔梗，甘，寒，清肺化痰，生津解毒。

清心莲子饮①

黄芪　石莲肉　白茯苓　人参　黄芩　甘草　地骨皮　麦门冬　车前子

发热加柴胡、薄荷，水煎服。

六味地黄丸见火症

荠苨丸

治消中，日夜尿八九升者。

猪肾一具　大豆一升　荠苨　石膏各三两　人参　茯苓　知母　葛根　黄芩　磁石　甘草　瓜蒌仁各二两

上㕮咀，用水一斗五升，先煮猪肾、大豆，取一斗去渣，下药煮取三升，分作三服，渴极饮之，下焦热者，夜服一剂，渴止勿服。

痨　瘵

痨者，劳也，劳损血气也，瘵者，败也，腑脏败坏也。经云"痨瘵阴虚"，如阴虚当补其阴，今也不补其阴，而反斫丧其阴，是则阴常不足，阳常有余，任意所为，随性所出，而成痨瘵者多矣。吾尝嗟而叹之，人之生也，充禀天地至灵之气，宜保养真元，固守根本，则

---

① 清心莲子饮：原书未载用量，今据《太平惠民和剂局方》补出：黄芩　麦门冬　地骨皮　车前子　甘草各五钱　石莲肉　白茯苓　黄芪　人参各七钱五分。

万病不生，四体康健，若致精元失守，疾病蜂生，如大厦将颠，有工不足为之计，有力不足以自持，坐视其倾覆耳，其何以乎？故曰诸病莫难于痨症，言其真脏病也。丹溪曰"痨症者，因其年壮不知事体，气血充满，妄将酒色以嗜贪，日夜思想以无度，劳伤心肾，耗散真元，遂使相火妄动，燔烁中外，津液失守，咳嗽内促，肌肉消化，痰涎壅盛"，由是体热自骨所出，精神虚败，泄泻不食，气急痰喘见焉，盗汗羸瘦生焉，谓之火盛金衰，血虚气旺之症，重则半年而毙，轻则一载而亡。如治者不究其源，不穷其本，或见火胜投之以大寒之剂，或见阴虚攻之以大热之药，殊不知大寒则愈虚其中，大热则愈竭其内，故世之医痨者，百无一痊者焉，此必施以温养之剂，斯能滋补真阴，虽或功效见迟，而实为治本之药，当用归、芍、知、贝、玄参、花粉、麦冬、枣仁之属，温而补之，使阴可升而火可降，血可生而气可和，方合经言，温存调养也，又必审其症之可否，脉之虚实，如气虚加人参，泄泻加白术，咳嗽加阿胶，火胜加山栀，热胜加黄芩，心烦加生地，咯血加犀角，自汗加黄芪，相火动加盐酒炒黄柏，腰疼加杜仲，骨痛加牛膝，夜热加骨皮，昼热加丹皮，遗精加枸杞，阳虚加山萸，此施治之大法也，再审其脉之可否，如《脉经》曰"骨蒸劳热脉数而虚，热而涩小"，必殒其躯，如汗如嗽，非药可除，此为大损之症，必要滋养得宜，绝房室，断妄想，戒暴怒，节饮食，毋劳其筋骨，毋伤其气血，以培其根，益其虚，补其损，然后服药调治，必兼治骨之剂，合成丸剂而服之，如龟甲、鳖甲、五味、熟

158

地、鹿茸、虎骨之类，自能少可也，不然病之新而浅者或有可生，久而困者难为调理，及至传尸之地，又何得而瘥也耶，诚可惜乎。

愚按：痨之一症，劳伤气血，盖气血不能周流，滞塞脉络，郁而成湿，遏而成热，湿热生虫，谓之痨虫，热汗内聚，谓之骨蒸，如汗如嗽，谓之痨嗽，热多痰盛，肌肉消瘦，痰盛则重，肉消则死，故曰劳伤心肾而成痨者，色欲过度而成痨者，又有久疟不止而成痨者，吐血伤力而成痨者，久病咳嗽而成痨者，久病脾虚而成痨者，有因传染而成痨者，症虽不同，宜各调治。吾尝考之，五劳之症，郁怒太甚，不能发越，久而蓄积，谓之肝劳，焦思太过，耗散精血，神不能守，谓之心劳，忧愁劳倦，饮食失调，阴不能静，谓之脾劳，境遇悲苦，情不能乐，郁遏生虫，谓之肺劳，色欲无节，斫丧无穷，精血耗散，谓之肾劳，此所谓劳于五脏，即生五虫者也，何也？虫因气化，气聚则生，气热则长，气衰则胜，气去则出，所以治虫之药，不能刑于五脏，而五虫之症不能效验于今古也，衰哉。然而治劳之要，则不过阴虚、阳虚、阴阳两虚三者而已，在精察而酌处之，勿令误也，如阳虚而误用补阴之药，则吐逆、闷痞、渗泄之症生焉，其人解迹，如阴虚而误用补阳之药，则盗汗、嗽热、梦遗之症成焉，其人烦躁。今世之医者，凡见人有自汗怠惰，嗜卧食少，皆用补中益气、十全大补，固当矣，至于阴虚而怠惰少食，癯①弱盗汗，亦每

---

① 癯：体瘦意。

用之，甚者明见其吐血、发热、咳嗽，尤用之不置焉，是促其亡者也。盖阴既虚矣，而尤补阳，则阳愈亢阴愈虚，诸病悉加矣，此吾已于前内伤言之。至若丹溪论阴阳虚之症，谓阴虚则热在午后子前，阴虚则汗，从寐时盗出，阴虚则气不降，而涎痰上逆，连绵吐出不已，以阴虚者用四物汤加知柏主之，而世医遵用治痰，乃万无一效者，何哉？夫阴既虚，火又上炎，而芎、归皆味辛，气大温，非滋虚降火之药，又川芎上窜，尤非虚炎短乏者所宜，地黄泥膈，非胃弱食少痰多者所宜，知、柏苦辛大寒，虽曰滋阴，其实燥而损血，虽曰降火，其实苦先入心，久而增气，反能助火，至其败胃所不待言，用药如此，焉能奏功也。吾每用薏苡、百合、桑皮、地骨皮、牡丹皮、枇杷叶、五味、酸枣之属，佐以生地汁、藕汁、乳汁、童便，如咳嗽则多用桑皮、枇杷叶，有痰则增贝母，有血则多用薏苡、百合、阿胶，热甚则多用地骨皮，食少则用薏苡仁至七八钱，而麦冬常为之主，以保肺金而滋生化之源，无不应手而效也。又旧有葛可久十药神书方法治劳，渐次用药，大有神验，然亦要用之得当，其药非预制不能也，其方载在《古今医统》与张三锡《治法汇》，怀救人之心者，其当细细考验也欤。

治法主意：凡治劳损，不可伐肾，然肾当补而勿泻，五劳之症由肾而出，补肾而兼用骨药所治自可。

160

痨瘵主方

补中益气汤

十全大补汤

四物汤俱见中风

薏苡百合麦冬汤详本症

咳　嗽

《脉经》曰"咳嗽所因，浮风紧寒，数热细实，房劳涩难，右关濡者，疲极肝衰，浮短肺伤，法当咳嗽"，又曰"五脏之嗽，各视本位，浮紧虚寒，沉数实热，洪滑多痰，弦涩少血，形盛脉细，不足以息，沉小伏匿，皆是死脉，唯有浮大而嗽者生"，外症内脉，参考均停，此辨咳嗽之脉法也。夫嗽者谓有声，肺气伤而声不清，肺由火烁也，嗽者谓有痰，脾湿动而生痰，脾受湿侵也，咳嗽谓有声有痰，既有火烁，又有痰侵，脾肺俱病者也。或有谓因伤肺气而动湿热者，或有谓因火积热而伤肺金者，病虽不同，然其要皆主于肺而生于脾也。吾观伤风之症，鼻塞声重，咳嗽有痰，此肺气不利而得之也；虚损之症，热盛声哑，咳嗽无痰，此肺火盛而见之也；脾虚之症，嗽多稠痰，胸膈不利，大便溏泄，此脾湿动而痰壅也。又有热痰者，痰因火动，或好食炙爆酒面、膏粱油腻等物，蓄积于内，化为稠痰，故发而为胸满气急，痰喘不利，此脾火动而痰盛也，治疗之法用二陈汤治痰而嗽自止，枳壳利气而痰自消，茯苓、甘草和中则痰自运，设若有寒者加苏、麻，有火者加芩、连，有郁者加山楂、厚朴，有风者加荆、防，有食者加曲、蘖，脾虚者加白术，此用药之法也。戴氏又曰"风寒者宜温，鼻塞声重恶寒是也，火者宜降，有声痰少面赤是也，劳者宜补，盗汗出，肌肉脱，痰唾稠粘，寒热乍发是也"。又有肺胀者，动而喘嗽，胸满气急，卧不一寐是也，痰嗽者，痰涎壅盛，动彻便有稠痰，因嗽而痰不已也，为究其源，则不过内伤、外感而已，风寒暑湿伤于外，则先中于皮毛，皮毛为肺之合，肺邪不解，他经亦病，此自肺而后传于诸脏也，劳欲情志伤于内，则脏气受伤，先由阴分而病及上焦，此自诸脏而后传于肺也，自表而入者，病在阳，宜辛温以散邪，则肺清而咳嗽愈，自内而生者，病在阴，宜甘以壮水，润以养金，则肺宁而咳嗽痊。然而治表者，药不宜静，静则留连不解，变生他病，故忌寒凉收敛，如《五脏生成篇》所谓"肺欲辛"是也，治内者药不宜动，动则虚火不宁，燥养愈甚，故忌辛香燥热，如《宣明五气》篇所谓"辛走气，气病无多食辛"是也。然治表者，虽宜动以散邪，若形病俱虚者，又当补中气而佐以和解，倘专于发散，恐肺气益弱，腠理益疏，邪乘虚入，病必增剧也，治里者，随宜静以养阴，若命门火衰不能归元，则参、芪、桂、附在所必用，否则气不化水，终无补于气也，其在老人、虚人，皆以温养脾肺为主，稍治标可也，若欲速愈，而亟攻其邪，因而危困者多矣，可不谨诸？

162

愚再按：五脏之病，何以咳嗽而独属之于肺经也？盖肺主气，不利而致痰，虽痰、火、风、寒、湿、热之所因，而实本于肺经之感受也，但肺为诸气之源，而又为脏腑之统领，故凡病自气而生，莫不由夫肺气不利之所致也。故治者必须清气为先，分导次之，且如脾湿动而生痰谓之痰嗽，亦当清痰理气，火气胜而伤金谓之火嗽，宜当降火清金，设或寒气闭肺而致嗽，宜当发汗而清寒，风气乘肺而致嗽，宜当驱风而清气，洁古云"秋伤于湿，冬生咳嗽"，此湿伤肺金而然也，宜当清湿而敛肺。丹溪又曰"午上嗽者属火，午后嗽者属阴虚，五更嗽者属食积，见风嗽者属风寒"，嗽而恶寒者属虚寒，嗽而有血者属内损，嗽而失气者属内伤。大率嗽之为病不一端，嗽之治法不一理，因其症而药之为得也。

治法主意：咳主乎寒，欬主乎火，嗽主乎痰，治肺之病，清痰理气为要，而欲清其痰，又须以理气为先。

咳嗽主方

二陈汤见中风

加减药详本症。

附效方

加减三拗汤

治咳因于寒，误服凉药失声，用此发散。

杏仁拣去双仁者，不去皮尖，二钱半　麻黄二钱　生甘草五分　羌活　桔梗各八分　防风去芦，一钱　生姜三钱，切细

水煎带热服。

医林绳墨大全卷之四终

医林绳墨大全卷之五

松江陈熙重刊

眩 晕

《脉经》曰"头眩旋晕，火积其痰或本气虚，治痰为先"，丹溪曰"眩晕者，痰动于气也"，经又曰"诸风掉眩乃肝木"，又谓眩晕动摇，痛而脉弦，盖见热甚则生风，气胜则生痰，木胜则生火，皆因金衰不能以平之也。其症发于仓卒之间，首如物蒙，心如物扰，招摇不定，眼目昏花，如立舟船之上，起则欲倒，恶心冲心，呕逆奔上，得吐少苏，此真眩晕也，宜以二陈汤加厚朴、香附、白术、炒黑干姜之类。又有体虚之人，外为四气所感，内因七情所伤，郁结成痰，令人一时眩晕者有之，但目暗口噤，头痛项强，手足厥冷为验，亦宜前方加当归，有火者加姜汁炒山栀，有热者加酒炒黄芩。又有因于风者则脉浮，自汗恶风，项强不仁，因于寒者则脉紧，无汗恶寒，筋挛掣痛，因于暑者则脉虚，烦热有汗，燥闷不宁，因于湿者则脉濡，吐逆恶心，胸满腹胀，此六气外感而眩晕也，亦宜前方用治，如风加防风，寒加紫苏，湿加苍术，暑加黄连。至于七情内伤，郁结中焦而为痰饮，随气上攻，令人头眩，此气虚生痰而眩晕也，亦宜本方去干姜，加生姜、山楂。亦有醉饱房劳，损伤精血，肾家不能纳气归元，使诸气逆奔而上，此气虚而眩晕也。吐衄奔漏①，肝家不能调摄荣血，使诸血错经妄行，此血虚而眩晕也，亦宜本方去半夏、厚朴，气虚加人参、麦冬，血虚加当归、童便。又有早起而眩晕者，须臾自定，日以为常，乃为②之晨晕，此阳虚之不足也，宜以补阳，其晕自止。日晡而眩晕者，亦为③之昏晕，得卧少可，此阴虚之不足也，宜以益阴，则晕自定，益阴本方中加归、芍，壮阳本方中加参、芪，又有眉骨痛者，即眼眶眉棱骨痛也，此症皆因血虚生风之谓，在妇人多有之，妇人经行将尽，不能安养，反以针指劳目，致令眉骨酸痛者有焉，治宜养血益阴，用四物汤加酒炒黄芩之类，若男子眉骨痛，皆因多怒，怒蓄不得发越，致伤肝木，木能生风，令人头目昏眩，眼合难开，致生眉骨酸疼，宜以贝母二陈汤加归、芍、生地、连翘、玄参、天花粉、酒炒黄芩之类。经又云"治眩晕法尤当审谛"，先理痰气，次随症治，虚当补之，实可泻之，外感者发散之，痰饮者消导之，全在活

---

① 奔漏：恐为"崩漏"之误。

② 乃为：恐为"乃谓"之误。

③ 亦为：恐为"亦谓"之误。

法，不可执一，虽因风者，不可用风药过多，恐助火邪，反动其痰，使眩晕太甚，致成不易治之症。

愚按：眩晕有虚有实，实则清之，用二陈等治，虚则如用二陈恐伤正气，宜深加审谛，有如阴虚不足而眩晕者，劳力过伤而眩晕者，产后去血过多而眩晕者，精血竭尽而眩晕者，是所晕皆同，而所得则各异，必以四物为主加减用治，如阴虚者本方加参、术、炒黑山栀，劳伤者补中益气加酒炒黄芩、玄参，产后者四物汤去芎、地，加童便、益母，精血虚者四物加枸杞、牛膝，酒炒黄柏。又有火晕者，目暗生花，起则欲倒，冷汗自出，亦宜四物加参、芪、童便、五味，设有用二陈之症，宜在初病呕逆恶心，时或无此不可，苟能二陈施之于先，四物调治，于后则万举万全者也。

治法主意：头眩旋晕，有痰者多，血虚与热分经治可，又谓非火不能致其晕，非痰不能致其吐，吐泻其气易治，晕不得吐者，气不得泄涉耳。

眩晕主方

二陈汤见中风

加减药详本症。

贝母二陈汤见噎嗝

四物汤

补中益气汤俱见中风

166

头痛 附头风

经曰"头风头痛，有痰者多，血虚有热，分经治可"，又曰"风生于春气，行肝俞，病在于颈项，令人头痛，久而不愈，亦成头风"。此大概也，若夫体认治之之法，诸阳皆会于头面，惟足太阳膀胱之脉起于目锐眦，上额交颠，令人头痛，则曰巅顶痛，非藁本不能治，入络于脑，还出下项，则曰脑尽扯痛，非黄芩、山栀不能止。足少阳胆经之脉亦起于目锐眦，即瞳子髎穴也，上抵头角额尖，令人头跳动或若针刺，名曰头角痛、两额痛，非酒洗龙胆草不能除。又有外感风邪，风从上受之，名曰头风，非防风、白芷不能出，半边痛者亦曰偏头风，必眼鼻半边气有不利，非细辛、羌活不能疗。又有风寒客于头，令人鼻塞声重，自汗恶风，此为伤风之头痛也，治宜解表驱风，与之芎芷香苏散疏邪自愈。又有邪从外入，客于经络，令人振寒头痛，寒热往来，治宜十神汤，汗之则愈，此为伤寒之头痛也。又或头痛耳鸣，九窍不利，肠胃之所生，此则内虚之故，治宜补中益气汤，补之则愈，此为气虚之头痛也。又有心烦头痛，病出于耳，其络在于手足少阳二经，其症自耳前后，痛连耳内，痛甚则心烦，治宜黄连、山栀之属，泻之则愈，此为火热之头痛也。亦有浮游之火上攻头目，或连齿鼻，不定而作痛者，此为风热之头痛也，治宜玄参、天花粉、连翘之属。又有湿热头痛者，头重不能移，自汗不能止，头如火，痰如涌，治宜稀涎散，吐之则愈，此为痰厥之头痛也。又有寒湿头痛，首如裹，面如蒙，恶风恶寒，拘急不仁，斯因露雾之所中，山岚之所冒，治宜苍朴二陈加紫苏，汗之亦愈，此为寒湿之头痛也。又有头皮痛者，枕不能安，手不能按，亦由浮游之火上行，当以轻扬散火之药散之，如芩、连、山栀、天花粉、玄参、连翘之属。又有脑后痛者，有似扯痛跳动，举发无时，此痰与火也，宜与清痰降火自可，如芩、连、花粉、贝母、酒洗大黄之属，元虚者去大黄，加菊花叶七片。再如前所云，偏头痛者，发则半边痛，然痛于左者属气，此气胜生风也，宜以驱风顺气为先，如防风通圣散之类，痛于右者属痰，此风胜生痰也，治宜清痰降火为要，如贝母二陈加芩、栀、甘菊之属。有真头痛者，其痛引脑髓至泥九宫，面青手指青，至节者死，又曰旦发夕死，夕发旦死，甚不可治。有厥逆头痛者，其症四肢厥冷，面青呕吐，皆因大寒犯脑，伏留不去，故令头痛也，宜以大温中之药与之，或灸巅顶泥丸宫，亦有头痛连齿亦痛者，必治阳明经火，如升麻、石膏之属，大抵高巅之上，唯火可到，故用味之薄者，为阴中之阳，取轻扬而亲上也，如玄参、花粉、连翘、芩、栀之类，不可偏于风治，而专用风药，偏于火治，而一于寒药，寒胜之剂，非惟不可上行，亦且伤于肠胃，气滞不行，其痛尤甚，偏于风治，如用风药，则香燥助火，而反生痰症，亦变重也，必须轻扬降火之剂治之，少兼风药，乃无害也，此法最当。设或虽有三阴三阳之异，俱以二陈为主，随其脉症而用治，如太阳头痛，则恶风脉浮紧，加以川芎、羌活、麻黄之类，少阳头痛，则脉弦，其症往来寒热，加以柴胡、黄芩之类，阳明头痛，自汗发热恶寒，脉浮缓，加以葛根、白芷，脉实大者加升麻、石膏、酒洗大黄之类，太阴头痛，有痰体重，或腹痛痰癖，其脉沉缓，加厚朴、苍术、半夏、黄芩之类，少阴头痛，则经不流行，而足寒逆冷，其脉沉细，加以麻黄、四逆之类，惟厥阴经不至头，脑后项扯痛，或痰吐涎沫，其脉浮紧，加以山栀、芩、连、青皮之属。又有血虚头痛加川芎、当归，气虚头痛加人参、黄芪，气血俱虚，调血养气之剂，如八物汤可也，少加甘菊、黄芩之类。又有白术半夏汤治痰厥头痛之药也，羌活附子汤治厥阴头痛之药也，天麻防风丸致伤风头痛之药也。又头风之症亦与头痛无异，但有新旧去留之分，浅而近者名曰头痛，深而远者名曰头风，头痛卒然而至，易于解散，头风作止不常，愈后触感复发也，治疗之法大概以清痰为主，而佐以补泻之药可也。

愚按：头痛之药甚多，分治之例不一，且如诸风头痛非防风、白芷不能除，诸寒头痛非麻黄、细辛不能疗，诸火头痛非黄芩、山栀不能驱，诸湿头痛非羌活、苍术不能去，诸痰头痛非半夏、南星不能散，诸气头痛非葱白、紫苏不能清，此治痛之要药也。又曰头为诸阳之首，位高气清，必用轻清之剂，随其性而达之，殆见川芎治头痛因其性而升上，连翘治头痛因其辛散而微浮，玄参治头痛因其肃清而不浊，藁本治头痛因其气盛

169

而上升，蔓荆子治头痛非风热莫能疗，石膏治头痛非胃火不可加，薄荷治头痛非惊痫不可攻，荆芥治头痛非血风不可用，升麻治头痛非阳邪下陷不可行，天麻治头痛非风热上行不可治，当归治头痛非阴虚之症不可陈。又有头风之论，宜乎凉治可也，不可专泥风药，使风入于脑再不可拔，亦不可大与坠火之剂，使风从眼出，有害于目，俗云医得头风瞎了眼，此之谓也。

治法主意：初宜发散，久从火治，不可专攻风药，而变为头风。

头痛主方

芎芷香苏散见风寒

补中益气汤

稀涎散俱见中风

苍朴二陈汤见风寒

防风通圣散见伤风

贝母二陈汤见噎嗝

二陈汤见中风
加减药详本症。

八物汤即四君、四物合

羌活附子汤

治冬月大寒犯脑，令人脑齿连痛，名曰脑风，为害甚速，非此莫救。

麻黄　黑附子炮，各三分　羌活　苍术　防风　黄芪各五分　甘草三分　升麻　白僵蚕炒，各五分　黄柏　白芷各五分

咳嗽加佛耳草，水煎服。

天麻防风丸

治风湿麻痹，肢节走痛注痛，中风偏枯，或内外风热，壅滞昏眩。

防风　天麻　川芎　羌活　白芷　草乌头附　白附子　荆芥　当归　甘草炙，各五钱　白滑石二两

上为末，蜜丸，酒下。

四物汤 见中风

白术半夏汤

清胃散

治因服补胃热，致上下牙疼，痛不可忍，牵引头脑，满而发热大痛。

生地三分，酒洗　升麻一钱　牡丹皮半钱　当归身三分拣黄连三分，如连不好，更加二分，夏倍之

上五味同为细末，水煎至一半，去滓候冷，细呷之。

小柴胡汤 见伤寒

十全大补汤见中风

附效方

搐鼻散

左痛吹右，右痛吹左，或左痛竟吹左，右痛竟吹右，各人之窍有不同耳，先含温水一口，后方吹药。

细辛　川芎　石膏　皂角末各五分　雄黄　焰硝各七分

上共为细末，吹之。

心痛今胃脘痛

经曰"心痛脾疼，阴寒之设"，丹溪曰"心痛有九种，不可尽述"，夫所谓心痛者，亦非真心痛之症，即胃脘痛者是也。盖脾喜温而恶寒，然阴寒相搏，则聚而作痛矣，故曰心脾痛。若心者一身之主，诸经听命于心，若心有所病，诸经即无所主可乎哉。心不可痛，而人谓之心痛者，盖由寒由火由食由气由郁，故其症生焉，发之于脾，冲及于心，有似心痛者也，故名之曰心痛，而实非真心之痛也。若真心痛者，指甲青黑，手足逆冷，六脉空脱，或疾速而散乱，旦发夕死，夕发旦死，无药可疗者也。今之痛者有因热而作痛，此乃胃火，手足温暖，面带阳色，呕吐酸水或口渴欲饮，饮入即吐是也，宜以二陈汤加厚朴、炒干姜、炒山栀、香附之类。又有一种饮食不节，失饥伤饱，积聚中脘而作痛者，亦名心脾痛，其症遇食作痛，胸膈饱闷，惟不吐为异耳，治宜和中健脾，兼用消导之剂，如二陈汤加厚朴、香附、山楂、神曲，少加黄连等剂。有一种气上复食，食与气搏，心脾郁结，其症胸胁满闷，中脘作疼，有如嘈杂攻激，嗳气吞酸，治宜和中理气，兼用消导之剂，如二陈汤加厚朴、香附、山楂、枳实，少加姜炒黄连。有一种口食冷物，冷聚脾胃，吐利并作，手足逆冷，亦似真心痛者，治宜理中汤或四逆汤，此即胃脘作痛也。有一种因怒而不得发越，胸膈气塞，冲击心脾而作痛者，其症呕逆恶心，吐不能出，其疼手不可按，其人坐卧不定，奔走叫呼，宜以枳桔二陈汤加厚朴、山楂、炒黑山栀之类，此即气痛之症也。丹溪曰"心痛之病，须分新久"，若知身受寒气，口受寒物而得之者，于初发之时，即当温散，或只用二陈汤加术、朴、干姜、香附，甚则加吴萸，使寒散而痛止，若久而痛者，去吴萸，加姜炒黄连。又或真心痛者，手足青不至节，或冷未及厥，此病未深，犹有可救，必藉附子理中汤加桂心、良姜，挽回生气可也，古法灸大指甲，可活十一。

愚按：痛者手不可按，按之而痛甚者，此则气之实也，实当破气先之，手按之而少可者，此则气之虚也，虚当补气兼之，若初痛者宜温宜散，久痛者宜补宜和，或痛而得吐得利者易治，痛而挥霍变乱者难治。

治法主意：心痛脾疼，阴寒之设，未尝有真心痛也，真心痛者，旦发夕死。

心痛主方

二陈汤见中风
加减药详本症。

理中汤见中风

四逆汤见伤寒

枳桔二陈汤即二陈加枳桔
加减药详本症。

附子理中汤见伤寒

附效方

追积丸

草豆蔻丸

豆蔻　橘红　吴萸　人参　僵蚕　黄芪　益智仁各
八钱　生甘草二钱，炙二钱　归尾　青皮各五钱　泽泻　半
夏　桃仁　麦芽　神曲　姜黄　柴胡

上除桃仁另研，余为末，蒸饼丸，梧子大，白汤
下。

腹痛附小腹痛及腹中窄狭

丹溪曰"腹中之痛不一，有小腹、少腹之分"，经

174

曰"寒气入于经络则稽迟不行，其痛呕逆恶心，客于脉外则血泣不得注于大经，令人洒淅恶寒，寒客于脉中则气不行，手足厥冷而脉脱也，故卒然痛死不知人"。寒气入于胃口，其症中脘作痛，得呕少止，寒气客于心脾，其症痛连心下，冲及胃口而呕逆难出，寒气客于肾肝，则胁肋与小腹相引而痛，或腹痛引阴股，而卒然痛死不知人，气复反则生。设或痛而呕者，寒伤脾也，痛而利者，寒伤胃也，痛而不得大小便者，病亦名疝，此寒伤肾与膀胱也，俱宜苍朴二陈汤加干姜、吴萸、香附、白术，温中散寒为至要也。《内经》①又曰"绵绵而作痛者寒也，时作时止者火也，痛有常处，不走移者瘀血也，痛甚欲大便者食也，利而痛止者积也，痛而身重，不能转移者湿也，痛而昏塞不知人者痰也，痛而欲食，得食少可，或即利者虫也"，此数者同一腹痛，治宜详之，大法必用温中为主，皆以二陈汤加香附、干姜、厚朴、白术，因于热者加姜汁炒黄连，因于死血者加桃仁、红花，食积者加山楂、神曲，湿痰者加厚朴、苍术，虫痛者加槟榔、黄连。设若自脐以下而腹作痛者名曰小腹痛，此由阴寒之气，侵于至阴之地而作痛也，其痛最甚，喜热手按之，或面青白色，脉来沉迟者是也，宜以温中散寒为主，如二陈汤加姜、萸、厚朴、苍术、白术、香附之类。又有少腹兼连阴器而作痛者，此

---

① 内经段：恐非《内经》语。

厥阴气之不清，或因忿怒郁结不得发泄，假以饮酒为乐，而继以房劳有伤，真气下陷于至阴之分，元气虚弱不能归复于本经，致使小腹作痛者也，法宜升提正气而兼用温中之药，如二陈加吴萸、干姜、升麻、柴胡、归、术之类。又有一种饮食不进而腹中窄狭者，此症何所属也？皆因元本素弱，肠胃空虚，不能健运，有致膈蓄稠痰，胃纳邪气，以致饮食不进，水谷不化，出纳之官有阻，健运之司失职，治宜健脾温中之剂，如二陈汤加苍术、厚朴、干姜、香附之类。又有思虑伤肾，饮酒伤脾，房劳太过，腹中窄狭者，遇饮食咽嗌不下，关塞不开，大法宜以补养脾胃，而兼清气宽中之剂，如二陈汤加归、术、苍、朴、沉香、木香可也。丹溪曰"腹中窄狭须用苍术"，若肥白人自觉腹中窄狭，乃是湿痰流注，脏腑气不能升，痰不能降，必须行痰理气用二陈加苍、朴、枳、桔、香附之类治之，如瘦人亦觉腹中窄狭，乃是湿气与火熏蒸腑脏，宜二陈加枳壳、黄连、黄柏、苍术之剂治之。吾又考之丹溪曰用苍术以宽中顺气为主，而不兼清理补养之药，假使和中健脾而去窄狭之症，偏于香燥之剂，恐有不可，吾见以燥药而治窄狭者，初用少效，以其清气上升而窄狭暂开，久则窄狭之气愈通而愈结矣，愈燥而愈盛矣，治此症者，苍术、香附固虽可用，而亦不可骤用，必须审查病机，如果气实者，苍术、香附用之必效，气虚者，二陈佐以参、术，血虚者二陈佐以归、术，挟火者二陈佐以炒栀，湿痰者二陈佐以炒连，此又主治之大法，而用当无有不验者也。

愚按：心痛、心脾痛、中脘痛、胃口痛、食仓痛、当脐痛、小腹痛、少腹痛，此八者各有所由，而治之亦各别。且如心痛者，手指厥冷，甲青至节，旦发夕死，绝不可救；心脾痛者，阴寒之设，宜以温中散寒，治用二陈汤加干姜、白术；中脘痛者，脾经有寒，宜以理中汤；胃口痛者，食伤胃口，遇食作痛，宜以二陈汤加香附、厚朴、白术、山楂；食仓痛者在中脘左右作痛，此形寒饮冷，邪积于中，俱宜温中散寒，兼之消导，如苍朴二陈加香附、厚朴、干姜、山楂；当脐痛者因食阴寒之物，食不消化，致脐作痛，宜以姜萸二陈汤加香附、厚朴；小腹、少腹痛者乃厥阴之分，因房劳而乘寒也，宜以当归四逆或二陈汤加苍、朴、干姜、吴萸、香附、山楂之类，或者少腹连阴器作胀作疼，小水不利者，此因房劳太过，忍精不泄，下陷元气，宜以补中益气，少加通泄可也。

治法主意：腹痛归于阴经，非温中散寒不能除，宜用干姜、理中之属，挟痰火者宜炒栀、炒连。

腹痛主方

苍朴二陈汤见风寒
加减详本症。

理中汤俱见中风①

当归四逆汤

当归尾七分　附子炮　官桂　茴香炒　柴胡各五分
芍药四分　玄胡索　川楝子　茯苓各三分　泽泻二分

水二钟，煎一钟，空心服。

补中益气汤见中风

胁　痛

《脉经》曰"胁痛多气，或肝火盛，或有死血，或
痰流注，由其气郁生痰，气郁动火之谓也"，《内经》曰
"肝者，将军之官，谋虑出焉"，又曰"恚怒气逆则伤
肝，其候在于胁也"，此盖怒气太甚，谋虑不决，心中
不快，以致气郁于肝，而生痰动火，攻击于胁而作痛
也，痛则不能屈伸，或咳嗽有痰，相引胁肋而痛，其脉
沉紧而滑，左右动彻不定，宜清气化痰之剂，兼以平
肝，用二陈汤加黄连、胆草、青皮、柴胡、山楂之类，
至若丹溪所云死血者，其说似是而非，盖肝虽藏纳其
血，而肝病则不藏不纳矣，何由血瘀、血积而两胁作痛
焉，若因跌扑损伤，瘀积而不行者，或有矣，必因其伤
处而作痛者也，如青红紫黑色，见肿起坚硬，一处作痛

----

①　俱见中风：恐为"见中风"之误。

而不流利者是其候也，治法须用行血破血之药，如二陈汤加干姜、大黄、乌药、红花、丹皮、白芷等类，与前方清气豁痰大不相同，凡遇此者当深究之。

愚按：胁痛之症，当分左右而治之，左胁痛者，气与火也，右胁痛者，痰与食也，气痛则在左胁肋相吸而痛，火痛则时作时止而痛发无常，痰痛则胸胁作痛而咳嗽不利，食痛则逆害饮食而中气不清，治法俱宜二陈汤，气加枳、桔，火加栀、连，痰加星、半，食加楂、曲，此治胁痛之大法也。

治法主意：左胁疼者，肝火也，右胁疼者，脾火也，肝火多气，脾火多痰。

胁痛主方

二陈汤见中风

加减药详本症。

腰 痛

《脉经》曰"腰痛之脉，皆沉而弦，兼浮者风，兼紧者寒，濡细则湿，实则闪肭①"，指下既明，治斯不惑，诚哉斯言也，丹溪曰"有肾虚有瘀血有湿热湿痰，有气虚血虚，有闪肭挫气等症焉"。夫痛之不已，乏力

---

① 闪肭：扭伤筋络或肌肉。

而腰酸者肾虚也，日轻夜重，不能动摇者瘀血也，遇卧不能转身，遇行重痛无力者湿也，四肢怠惰，足寒逆冷，洒淅拘急者寒也，自汗发热，腰脚沉重者湿热也，举身不能俯仰，动摇不能转彻者闪朒也，劳役奔驰，内伤元气，动摇不能转彻，有若脱节者气虚也，房劳太过，精竭髓伤，身动不能转移，酸痛而连脊重者血虚也，有形作痛，皮肉青白者痰也，无形作痛，发热恶寒者外感也。大抵腰痛之症因于劳损而肾虚者甚多，因于湿热痰积而伤肾者亦有，因于外感闪朒瘀血等症者虽有不多，在治者临症之时，为详审之。盖肾虚而受邪，则邪胜而阴愈消，不能荣养于腰，故作痛也，宜以保养绝欲，使精实而髓满，血流而气通，自无腰疼之患。设若肾伤而不治，气虚而不补，久之精竭水枯，腰脚沉重而成骨痿者有矣，故内伤治腰之法，当以补肾为先，而清痰次之，理气次之，行血清热又次之，至于负重伤损，瘀血蓄而不行，闪朒折挫，血气凝滞，著而成病者，法当破血调气，除此之外，理宜滋阴固肾为主剂，用四物汤加杜仲、牛膝、枸杞、续断、五味等类。

愚按：腰痛之症，用药不出乎前方，大率肾家之病，必以四物为主，如疼者，肾之虚可加牛膝、枸杞，气不能俯仰可加续断、杜仲，若夫肾败者加石斛、萆薢，瘀血者加桃仁、红花，重痛者加苍术、厚朴，内寒

180

者加肉桂、干姜，湿热者加黄芩、黄连，闪肭者加无名异①、猴姜②，湿痰者加陈皮、半夏，外感者加紫苏、麻黄。或有气虚而腰疼者加参、芪，血虚而腰疼者加牛膝、地黄，髓虚而腰疼者加虎骨、五味，精竭而腰疼者加苁蓉、地羊③肾，著而腰疼者加胡桃、故纸，气郁而腰疼者加香附、茴香，又有风湿者加防风、防己，寒湿者加苍术、干姜，气实者加青皮、乌药，骨弱者加龟甲、地黄，房劳者加人参、故纸，劳力加补中益气等汤，此皆对症加减之法也，在医治者，从乎活法，不可执一焉。

治法主意：腰痛湿热，或本肾虚，或兼闪肭。

腰痛主方

四物汤

补中益气汤俱见中风

附效方

补肾丸

黄柏　龟板　杜仲　牛膝　陈皮各二两　干姜五钱

---

① 无名异：出《雷公炮炙论》，为软锰矿矿石，甘，平，活血祛瘀，消肿止痛。

② 猴姜：出《本草拾遗》，为骨碎补之别名。

③ 地羊：为犬之别名。

少加五味子

上为末，姜打糊丸，温酒或白汤下。

青娥丸

治肾虚腰痛，常服壮筋补虚。

杜仲一斤，酥炒　生姜十一两，炒　破故纸一斤，炒

上为末，用胡桃一百二十个，汤浸去皮，研膏加蜜些少，丸如桐子大，每服五十丸，淡盐汤下。

大补阴丸

水郁者，腰股痛足下热。

黄柏一味，炒褐色，丸服。

萆薢丸

治肾损骨痿，不能起于床，腰背腿皆痛。

萆薢　杜仲炒，去丝　苁蓉　菟丝子酒浸

上等分，为细末，猪腰子捣烂丸，桐子大，每服五十丸至七十丸，空心温酒下。

加味四物汤详本症上

牙　痛

经曰"牙痛断宣，寒热亦别"，丹溪曰"牙疼出血，肠胃有热"，又曰"有风、有痰、有火、有虚、有虫、有疳"，东垣曰"齿者，肾之标，骨之余"，而与牙之为病，各有异也，经络曰当唇上下单立者为之牙，两腮内藏双立者为之齿，此属乎阳明大肠金也，故曰上滞而属

土，下动而属金，金性轻浮有能动，土性厚重不能移，然金反复在下，动者何也？盖土生金而金居在下，故上唇动而下唇不动也。然治牙痛者，当知手足阳明二经之为病，如恶寒饮而喜热饮，则属足阳明胃，如恶热饮而喜寒饮，则属手阳明大肠，然多由于肾中水弱火盛，膏粱积热，酿毒于中，毒随经血入于齿中则痛，痛则断脱而齿浮，何以言之？阳明金也，齿属肾水也，阳明之支入齿间，此乃母气荣卫其子也，母气荣卫其子，则相火不得上炎，一切齿患俱可免矣。故阳明实则齿坚牢，阳明虚则齿浮动。所以齿痛乃阳明经有风火湿热之邪，乘虚而入，聚而为液为涎，与齿牙间之气血相击而痛也。然当以轻重分之，有动摇痛者，有齿袒作痛者，有齿断为虫所蚀，血出为痛者，有齿断肿起，因火为痛者，有脾胃中有风邪，但觉风而作痛者，有为虫所蚀，其齿缺少而色黑为虫牙痛者，有痛而秽臭不可近者，总皆阳明积热之症，因火、因痰、因风而作也。盖口为齿之户，齿为骨之标，肾为骨之荣，肾衰则牙豁，精固则齿坚，液满则齿白，疳䘌①则齿蛀，大肠虚则齿露，大肠壅则齿浮，胃火盛则齿肿，脾热胜则齿疼，肾水枯则齿枯，肾精虚则齿落，阳明积热则齿烂，挟风则断肿，挟热则腮肿，挟痰则肿痛而口不能开，疳䘌则断脱血出而为痔。施治之法，大抵齿龈宣露而动摇者，肾元虚也，宜

---

① 䘌：音匿，指虫咬之病。

滋阴补肾为要，憎寒恶热而口秽臭者，胃气热也，宜清胃泻火为先，清胃则以调胃承气汤去硝，加黄连、白芷、丹皮引经以驱肠胃湿热，补肾以六味地黄加减而用之，此求源治本之良法也。

愚按：牙疼诸症何为，实本于手足阳明二经也，盖因火、因风、因热、因痰、因气而作者，皆由阳明聚热之所生也，何也？气郁则生痰，痰生热，热生风，风胜又化于火也，所以二经之病，一气之感，但有轻重之分，虚实之异尔。吾家秘授之法尝以归、芍、芩、连为君，连翘为臣，玄参、天花粉为佐，枳壳为使，水一钟煎半钟，食后服，再与加减立法，效验如神，或者胃火盛如石膏①，大肠实加大黄，气郁加山栀，有痰加贝母，有风加防风，臭烂加黄连，宣露加地黄，断痒加白芷，肿胀血出加金银花，手阳明经多加芩、连，足阳明经症多加硝、黄，因酒者加干葛，因虫者加槟榔，动摇作痛者加归、术，水竭齿枯者加知母、地黄，厥疾未有不廖者。又传一方，食盐烧存性一钱，川椒去目七分，露蜂房烧存性五分，合为细末，掩擦痛处，或以笔管着实痛处咬定，使沥出涎水自可。又一方，血虚牙疼，四物汤加升麻五钱、黄芩二钱、白芷一钱，水煎服，但不可多用风药，亦不可过用补剂，痰胜者以醋漱，去痰涎泄其风热。虫蚀者专治其疳，热去则虫必没，然不可谓其为

---

① 如石膏：据后文，当为加石膏。

184

病小，不致损身丧命而不治，尝见牙断肿烂，寒热往来者死，牙断虫蚀而为牙疳者死，牙断肿烂而烂及穿腮者死，牙断肿烂不能饮食者死，此皆牙之病也。

治法主意：牙痛者，手足阳明二经火动，宜当治火为先，不可擅用风药，反动其火，元虚则惟补肾。

牙痛主方

调胃承气汤见中风

六味地黄汤见噎嗝

秘授归芍汤详本症

四物汤见中风

擦痛方详本症

附效方

按经分治牙疼验方

当归身　防风　荆芥各八分　升麻　青皮各五分　生地　丹皮各一钱　连翘六分　软石膏煅，一钱

牙疼满口者用此药为主，上门牙属心，加黄连、麦冬各六分，下门牙属肾，加黄柏、知母各六分，上两边属胃，加川芎、白芷各五分，下两边属脾，加白芍、白术各五分，上左腮牙属胆，加羌活、龙胆草各五分，下左腮牙属肝，加柴胡、栀子仁各五分，上右腮牙属大

肠，加大黄、槐角、枳壳各六分，下右腮牙属肺，加桔梗、黄芩各六分，以上加减俱净水煎服，如酒多牙疼，加葛根、石膏各一钱，煅，如齿连脑疼者，加川芎、细辛各五分，如风热所感者，加薄荷叶六分，若牙齿肉肿痛，用真白玄明粉搽在患处，有口涎吐去再搽即愈。

治虫牙疼验方

用丝线数根，取花椒加川乌少许，煎浓汁浆在线上，候线干又浆又晒，如此数十次，再以竹作弓以此线为弦，取其直而不弯也，后法取新鲜蟾酥涂弓弦上三四次，晒极干剪断，用乌金纸包收入麝香少许，包内遇牙疼取一节，插患处立愈。

治牙床害烂不能食方

雄鼠骨煮熟去肉，取骨连齿用，三钱　榆皮去粗皮，用第二层，三钱　熟地三钱　没石子一钱，雄者佳　细辛少许　青盐少许

上共为细末，将丝绵扯成条，用挺子刷水湿之，将末药掺上，再用丝绵扯上盖之，晒干剪成条，临卧时贴在牙床上，次早取下，数夜即愈。

治牙疽极妙方

冰片二分　雄黄三钱　血竭三钱　珍珠一钱　牛黄二分　朱砂二钱　象牙末二钱　乳香三钱　没药三钱　孩儿茶三钱　胆矾五钱　银砂二钱　铜绿一钱　明矾五钱　铅粉一钱

共十五味，研为细末，以鸡毛敷唇齿根上，先用荆芥汤漱口，净后敷之，日敷数次即愈。

疝 气 附木肾阴痿强中

《内经》曰"疝本肝经"，与肾绝无相干，但为病不同，不可执一而施治也，此症皆因房劳内损，正气下陷，不得上升，沉溺于肾肝之分，积成湿热之气者有之，或遇忧怒所感，郁而不发，反将房劳触动，结为阴疝者有之，或因寒邪外束发热恶寒而为寒疝者有之，或有湿热下陷，阴囊红肿而湿痛者有之，是皆疝之为病也，又有偏坠、木疝、狐疝、癫疝、弦气等症。丹溪曰"疝气者，即小便睾丸作痛者是也，甚则小腹急疾，小便频，并升于上者为呕为吐，坠于下者为肿为胀，入于腹者急疾不利，散于外者阴汗搔痒"，治宜行气燥湿，如燥阴散治之可也。又有睾丸偏坠重者，宜分左右施治，偏于右者，因房劳伤肾，或继以劳力致使真气下陷，不能上升，偏于左者，因怒气伤肝，外寒侵束而成此症，大法俱以行气温中，如前方中加荔核、柴胡，如有热，小便赤涩，阴囊红肿，前方加山栀，去燥热药。又有弦气者，起于小腹，状如弓弦，攻入于腹，上冲心脾而作痛，此厥阴之为病也，其症呕吐酸水，或黑或绿，治宜温中顺气，如二陈汤加吴萸、山楂、厚朴、干姜之类。又有阴囊肿坠，如升如斗者，名曰癫疝，其症有寒有湿，有湿热之所发，治各不同，若因于寒者则囊冷如冰，睾丸木大，不知痛痒，而重坠者也，因于湿者则囊湿如水，阴子寒疼，虽近烈火不热者也，因于湿热

187

者则囊热皮宽，红肿燥痒，甚则皮褪者也，治法寒者当温中，湿者当利小便，湿热者当清理下焦，俱用燥阴散为主，寒加吴萸、大茴，湿加泽泻、木通，湿热加小茴、山栀、黄柏。又有气疝者，因忿怒气郁，坐卧湿地，房劳太过而得者，其状上连肾区，下及阴底，坠胀不时，宜开郁行气为主，如二陈汤加楂、朴、青皮、乌药等剂。又有狐疝者，状若狐行其左右腿毛际之近，发则攻入少腹毛际之中，行立不能，胀肿不已，止则存于囊底，完然不见，上下有声，按之少可，治宜理气温经，如二陈汤加香附、厚朴、青皮、青木香、苍术、干姜等类，如囊热者去干姜，加山栀仁。又有寒疝者，因地湿浸淫，或受风凉雨水，或涉烟雾瘴气，使邪气入于囊内，其积寒过多，阴囊冰冷，硬结如石，又有积湿过多，阴汗如水，冷不可热，又有阴茎不举，睾丸作痛，或痒而出水，浸淫湿烂，俱宜温中散寒，药用燥阴散加吴萸、苍、朴之类。又有筋疝者，多因房劳太过，及用邪术以致阴茎肿胀，或溃或痛，或里急筋缩，或挺纵不收，或白物如精，或痛痒不已，治宜滋阴降火之剂，如四物加炒柏、知母、青皮、黄连、胆草之类。《脉经》曰"疝脉弦急，积聚在里，牢急者生，弱急者死，沉迟浮涩，疝瘕寒痛，痛甚则伏，或细或动，此疝脉之形症也"。又有木疝者，睾丸结硬，不知痛痒，阴囊皮厚，不知胀大，重坠难当，是谓木疝，又有木肾者，阴茎不垂，欲动不乐，常如麻木，痛痒难分，若便溺之时，胀闭不顺，此为木肾，治之之法，木肾当宜和，木疝当宜

188

温，和则补养脾胃，充和元气，其肾不木矣，温则健脾温中，通调水道，其疝自可矣。又有阴茎软弱不起而为阴痿者，亦由房劳太过，致损真元之气，二五之精[①]，不能妙合充凝，所以元气不能固持，肾气不能发动，以致阴痿而然也，治宜补肾壮阳为主，如十全大补汤、虎潜丸等治可也。亦有阴茎挺纵不收而为强中之症者，此为多服升阳之药，遂使阳旺而阴衰，火胜而水涸，相火无所制，使强中不得收，虽或多泄，而泄则可软，殊不知愈泄而愈伤正气，邪火愈旺也，即经所谓"一水不胜二火"者然也，治当助阴以抑阳，使水升火降为妙，用四物汤去川芎，加枸杞、牛膝、杜仲、黄柏、枣仁之类，肾肝下部，悉具于此，业医者宜详玩之。

附方

燥阴散

苍术_{盐酒炒}　青皮　乌药　山楂　吴萸_{盐酒炒}　小茴_{盐酒炒}　橘核　青木香

等分为细末，每服二钱，空心盐酒调下。

愚按：疝本于肾，而治在于肝者何也？盖肾之二子名曰睾丸，寄肾所生，属于肝而不属于肾也，又谓囊在肾底，属于肝亦不属于肾也。若论梦遗精滑，此肾病

---

① 二五之精：出周敦颐《太极图说》"五行之生也，各一其性，无极之真，二五之精，妙合而凝，乾道成男，坤道成女"，二指阴阳，五指五行。

也，便溺赤白，此膀胱之病也，尿管疼闭，此小肠之病也，凡遇阴子之病，当从乎肝治，阴囊之病，当从乎脾治，精道有病，当从乎肾治，此治法之所当知者也。

治法主意：疝由气与湿也，劳与欲也，气与湿则当清，劳与欲则当补。

疝主方

燥阴散详本症

二陈汤

十全大补汤俱见中风

虎潜丸

龟版　黄柏各四两　知母　熟地黄各二钱　牛膝三两半　芍药一两半　锁阳　虎骨酥炙　当归各一两　陈皮七钱半　干姜五钱

上为细末，酒糊为丸，加附子更妙。

附效方

小肾奇方

此方能治大肾，冷如冰，坚如石，大如斗，虽患一二十年，服此丸四两，肾子小如童稚，药按君臣佐使共十七味，平无他奇，真希异之方也，当珍重之。

沉香　木香各一钱　公丁香　母丁香各二钱五分　川楝子去皮取肉　破故纸炒香，各五钱　龙骨煅　大茴香　小茴

香　官桂各三钱　葫芦巴二钱　陈皮　白茯苓各三钱　人参二钱　荔枝核三钱

共为细末，将黑铅三两熔化，投硫黄三两，俟化入童便少许，如此九次为末，前药用多少，入制硫黄多少，要相等，此醋糊为丸，如桐子大，每服七粒或九粒，淡盐汤下。

五子内消丸

治气木水坠，累治屡验。

香附子　橘核　汉防己　花椒子　玄胡索　山楂子　黄柏　山栀子　防风　川楝子七制以上，各二两　茅山苍术三两二钱　小茴香一两四钱　沉香五钱　人参一两　白茯苓三两

上为末，炼蜜丸，如桐子大，每服三钱，空心用淡盐汤下，外用茅术二两、炒艾一两、椒三钱、小茴香三钱煎汤，将衣盖熏，俟汤稍温，洗胞内，淋得毛孔冷水、冷气尽化汗而出，不可间断，如止熏洗不服药，或服药不熏洗，皆难见效，效者兼之，其功如神。

治肾奇方

川楝子肉一斤，分作四分，一分用巴戟一两、麦麸同炒，戟、麸不用，一分用斑蝥四十九个、麸一合同炒，蝥、麸不用，一分用巴豆四十九粒、麸一合同炒，豆、麸不用，一分用茴香一合、盐一两同炒，茴、盐不用　外加木香　故纸各一两

共为细末，酒糊为丸，如桐子大，空心盐汤送下五十丸，忌羊、鹅、菠、芥、辛辣之物。

弔①肾丹

专治双肾肿疼及坠，神效。

大黄　小茴香　黑牵牛_{去头末}　破故纸_{去皮}　牛蒡子_{去壳}

上各等分为末，每服二钱五分，空心热酒调服，不可洗手，恐解药力，至巳时行下黄痰涎水脓血，此方效验，近者一服，远者三服，忌生冷、鸭、粉面、白酒之物。

脚　气

子和云"脚气者，湿热之气，并于足也"，东垣曰"南方卑湿雾露所聚之道，腠理疏密，阳气不得外固，因而步履之不节，起居之不时，外邪袭虚，病起于足"，其症恶寒发热，有似伤寒之状，但头不疼，口多渴为异耳，若足红肿不能履，小便短少不能利，甚则恶心呕哕是其候也，若北方高燥，其症本无，而北地亦有者何也？盖北方之人，邪多自内而得，过食生冷酒面，露卧湿地，或涉水履冰，或远行劳碌，以致寒热交作，腿足红肿，自汗多出，当从湿治，无汗热肿，当从热治，初宜发散，次则清热导湿，又有饮食寒凉不节，饥饱不时，致使元气不能施行，脾气不能四布，下流肝肾，湿

---

① 弔：通吊。

192

聚于足，而成脚气者，当以健脾为主，利湿次之，又有房事不节，久恋太过，劳伤腿足，以致阳虚阴乏，遂成脚气，当以滋阴为要，温补兼之，并不可用利湿之药。然而四者之论皆因清气下陷，不能上行，攻击于足，而成此症，法当升提补养为主，或因于外感而佐以发表之药，如槟苏散之剂，或因于湿而佐以利水之药，如四苓、五苓之属，或因于热而佐以清凉之药，如黄柏、黄芩、木通之类，或因于湿热而佐以清热导湿之药，如健步丸之属，或因于虚而佐以补养之药，如当归拈痛之类，或因于脾虚而佐以健脾之药，如拈痛汤加苡仁、木通，或因于气虚而血不足者，拈痛汤加牛膝、木瓜，或因于血虚而气不足者，当归拈痛汤加牛膝、熟地，此治之大法也。《脉经》曰"脚气之脉，其状曰四：浮弦为风，濡弱湿气，迟涩阴寒，洪数热郁，风汗湿温，热下寒熨"。

愚按：脚气之症，无越于湿，治湿之症，不可汗伤，汗伤则湿愈盛也，亦不可大补，用补亦湿愈盛也，亦不可淋洗，淋洗亦湿愈盛也。初宜发散，发散不过人参败毒散之剂，次利小便，利便不过四苓、益元之类，故曰"治湿不利小便，非其治也"，久当用黄连、黄芩清利之剂。

治法主意：脚气，红肿湿热之症也，宜乎清热利湿，不可作疮毒治之，或用敷药，则湿不散而成疮，或用敛药，则热不清而成毒。

脚气主方

槟苏散

治脚气遇热，肿痛冲心，坐卧不得。

槟榔　紫苏叶　桑白皮　赤茯去皮　木通去皮,各一钱 甘草炙　紫苑　前胡去芦　百合　杏仁去皮尖,各七分半

痛加木香，肿加大腹皮，发热加大黄、黄芩，姜五片，水二钟煎，不拘时温服。

四苓散见霍乱

五苓散见伤寒

健步丸

治膝中无力，屈伸不便，腿脚沉重，行步艰难。

羌活　柴胡　滑石炒　甘草炙　瓜蒌根酒洗　肉桂各五钱　防风　泽泻各三钱　防己酒洗,一两　川乌炮　苦参酒浸,各三钱

上为细末，汤煮，面糊丸，桐子大，每七十丸煎愈风汤下即荆芥汤。

当归拈痛丸

治湿热为病，肢节腰膝疼痛，胸膈不利。

白术八分　人参　升麻　苦参酒炒　葛根　苍术各一钱　知母　泽泻　黄芩　猪苓　当归各八分　生地酒洗 茵陈酒炒　炙甘草　羌活各一钱　防风八分

水煎，食远服。

194

人参败毒散见伤寒

益元散见霍乱

医林绳墨大全卷之五终

医林绳墨大全卷之六

明　钱塘方穀著

江宁周京辑

松江陈熙重刊

秘　结

秘者，秘塞不通，非结燥也，结者，燥结不行，非秘塞也，又曰秘则大便不利，腹中不宽，饮食无味，小便黄赤，口多粗气，欲便而便不来，欲行而不流利，登圊闭塞，欲去后而后不能尽之状，其症多因湿热所生，法宜清热导湿，用黄连、枳实、黄芩、山楂、柴胡、厚朴、杏仁、瓜蒌子之类。设若结者，则结于肠胃，脾气不能运行，肠胃得热就结，若结聚而不散，则有湿中生热，湿热重并，皆成于燥结者也，其症胸满实痛，口燥舌苔，欲饮水而不济，身恶热而长吁，宜以承气汤下之，元虚者去大黄，加黄连、黄芩之类。吾尝考之，五味之秀者养五脏，诸物之浊者归大肠，大肠者，司出而不纳也，今停蓄蕴结，不能疏导，由乎邪入于里，则胃有燥粪，三焦蕴热，则精液中干，此大肠结热而然也，宜为清热润燥。虚人脏冷而血脉少，老人肠寒而气道涩，此大肠结冷而然也，宜为温中行气。又有肠胃因风而燥结者，宜为驱风凉血。又有气不下降而谷道壅塞者，亦宜消导行气，万不可擅用硝、黄、巴豆、牵牛等剂而通利之，《金匮》有云"北方黑色，入通于肾，开窍于二阴"，如大便难行，取足少阴治之何也？盖肾主五液，精液润则大便如常，若饥饱劳力，损伤胃气，及食辛热厚味之物，而助火邪伏于血中，耗散真阴，津液亏少，因有大便结燥之症，宜当滋阴养血，佐以行气之药，不可擅用通利之药，有损元气，致使愈通而愈结，经曰"脏得血而能液"是也。若吐泻之后，肠胃空虚，服热药多而热结者，或风症后，肠胃干结，由乎风药过多，结而为风秘者，二者俱不宜承气下之，当用补养之剂，佐以和血之药，丹溪曰"养血则便自安"是也，亦有肺受风邪，传入大肠，而为风秘之症者，宜以麻仁丸治之，或有年老气弱，而精液不足者，大便欲行而不行，宜以补中益气汤加黄连、麦冬、桃仁与之。设或产后去血过多，内亡[1]津液，而为结燥者，宜以四物汤加桃仁、红花行之。如或大便秘，小便数，而为脾约之症者，此因脾血耗伤，肺受火邪，无所调摄，致令大肠结燥，宜以养血和中，治用脾约丸主之。若能饮食大便实秘者，麻仁丸主之，不能饮食，小便清冷为虚秘，气秘者厚朴汤主之，此皆治秘结之大法也，医者当记之。

---

① 亡：同亡。

愚按：肾恶燥，急食辛以润之，此治结也，若桃仁承气之类，如少阴不得大便，以辛润之，乃治秘也，如麻仁丸之属，太阴不得大便，以苦泄之，小承气之剂，阳明不得大便，以咸软之，大承气之药。又曰阳结者散之，非大黄、芒硝不能除，阴结润之，非杏仁、郁李仁不能效。如久病腹中有热，大便不行而燥结者，不可大下，以润肠丸与之，如风症用风药太过，大便秘而不来者，愈下愈秘，用消风顺气丸服之，如老人风秘，大便润而不行，脏中积冷，而气道涩者，宜半硫丸与之，大率此症，俱宜滋阴养血，使阳火不行燥热之令，肠金自化清纯之气，津液入胃，脾土健行，肠金自和，不为秘结矣，慎勿过用峻利之剂，有害残喘，以取戕贼之祸。

治法主意：秘不可通，通不可利，结不可下，下不可妄投，如脉实大，或沉而有力方下。

秘结主方

承气汤见中风

麻仁丸

厚朴去皮，姜汁炒　芍药炒　枳实麸炒，各四两　大黄蒸饼，八两　麻仁别研，三两　杏仁去皮尖炒，二两

上为末，蜜丸，梧子大，每服三钱，温水下。

补中益气汤

四物汤俱见中风

脾约丸见伤寒

厚朴汤

厚朴制　陈皮　甘草各一钱五分　白术二钱　半夏曲
枳实麸炒,各一钱

上吹咀,水一盏半,姜三片,枣二枚,煎至八分,
食前温服。

桃仁承气汤见痰火

小承气汤即大承气去芒硝

润肠丸见燥症

消风顺气丸

治风秘。

大黄五钱,半生半熟　麻仁　山药　山萸　郁李仁
菟丝子　牛膝各二两　枳壳　独活各一两　槟榔　车前各
二两　防风一两五钱

上为细末,蜜丸,梧子大,每服二十丸,茶酒米饮
任下。

半硫丸

治年高冷秘、虚秘及疝癖冷气。

半夏汤炮①七次　硫黄明蒸者研极细,用柳木槌子杀过

上以生姜自然汁,同熬入,干蒸饼末,搅匀入臼

---

① 汤炮:恐为"汤泡"之误。

内，杵数百下，如桐子大，每服十五丸至二十丸，无灰酒或姜汤任下，妇人醋汤下。

小便不利 附白带白浊

肾生水，膀胱为之府，水潴于膀胱而泄于小肠，实相通也，然小肠独应于心者何哉？盖阴不可以无阳，水不可以无火，水火既济，上下相交，则荣卫流行，水窦开合，故不失其司，而惟夫心肾不济，阴阳不调，使内外关格而水道涩，传送失度而水道滑，热则不通，冷则不禁，其热甚者，小便闭而绝无，其热微者，小便难而仅有。肾与膀胱俱虚，客热乘之，则水不能治火，火挟热而行涩焉，是以数起而有余沥，肾与膀胱俱冷，内气不充，故胞中自滑，所出多而色白焉，是以遇夜阴盛愈多矣。治之之法，便涩而难痛者，当调适其气，而兼治火邪，用归、芍、茯苓、泽泻、升麻、甘草、青皮、山栀、木通、黄芩、黄连之属，其冷则不禁者，用盐炒益智、炙甘草为末，升麻灯心汤调服，白带白浊，久而不愈者，补中益气汤加肉桂、青皮焉。

愚按：小便不利者，水不能令利也。盖小腹急疾，小便急痛，来而不多，去而频数，或尿管作疼，或便门作闭，或溺有余沥，或溺后作疼，有浊无浊，若似淋沥癃闭之状，俱自膀胱所出，行止作痛，有不能通泰之理，故致阴茎便门或胀或痛，或急滞而不能令利也，与淋闭大不相同，治宜清湿热，行肝气，泄小肠，利膀

200

胱，用升麻、柴胡、黄连、黄柏、青皮、木通、山栀、灯草之类。

治法主意：古方虚寒而用五苓散，虚热而用四苓散，意在此矣。

小便不利主方

补中益气汤见中风

五苓散见伤寒

四苓散见霍乱

淋沥 附癃闭

经曰"热结成淋，气滞不通"，或曰诸淋所发，皆肾虚而膀胱有热也，水火不交心肾不济，遂使阴阳乖舛，清浊相干，蓄于下焦，故膀胱里急，膏、血、砂、石从小便出焉，于是有欲出不出，淋沥不断之状，甚则窒塞其间，令人闷绝矣。大凡小肠有气则小便胀，小肠有血则小便涩，小肠有热则小便痛，痛者为血淋，不痛者为尿血，败精结者为膏淋，热结成沙为沙淋[1]，甚则为石，小便溺，常有余沥者为气，因而房劳劳力所发者为劳，当探本揆原，各从其类，用剂之法，须与流行滞

———————————————

① 沙淋：据前文，当为砂淋，下同。

气，疏利小便，清解邪热，调平心火，苟得心清则小便自利，心平则血不妄行，切不可用补气之药，气得补而愈胀，血得补而愈涩，热得补而愈胜，水窍不行，加之谷道闭遏，未见其有能生者也。丹溪曰"淋症虽有五，皆属于热"，原其为病之由，素恣膏粱品物，忿怒为常，郁结成痰，或房劳无度，以竭其精，使清阳之气下陷于阴经，以致下焦胀急，重坠难行，或上圊小便欲出不出，欲来不来，将欲行之，痛不可忍，初为热淋、血淋，久则煎熬水液，稠浊如膏，或如沙石之所来矣。先贤以滴水之器譬之，上窍闭则下窍不利，此理甚悉，故诸家急用散热利水之剂者多，而用开郁行气，滋阴养血者甚少，且如散热利水，但可治热淋、血淋而已，其膏淋、沙石淋必须开郁行气，养血滋阴方可，所以古方用郁金、琥珀以开郁，青皮、木通以行气，当归、牛膝养其血，黄柏、生地以滋阴，吾尝法之，多能应手而获效也。东垣又曰"须分在气在血治之，渴与不渴辨之"，或渴而小便不利，此热在上焦气分，宜茯苓、黄芩、泽泻、琥珀、灯心、通草、瞿麦、扁蓄淡渗之类，以降肺金之火，以清膀胱之源，不渴而小便利者，此热在下焦血分，宜知母黄柏滋肾丸之类，以补肾水之源方妙。《脉经》曰"便血则芤，数则色黄，实脉癃闭，热在膀胱"，故癃闭之症，宜清热利小便，如四苓散加升麻、黄连、山栀、木通之类。

愚按：不通为癃，不约为遗，滴沥涩者为淋，急满而不通者为闭。盖癃闭遗沥之症，是皆气血之不顺也，自当清气为要，此症多由郁怒不发，反将欲事以陶其情，或有心惊气闭，强动阴精，阳邪下陷，致令气血结而不散，荣卫闭而不行，陷入阴中，不下能上，郁于肾肝，欲出不出，初则为癃，久则为淋，宜以散血化气之剂可也，吾尝用小儿胎发烧灰，琥珀为末，灯心汤调服最妙。

治法主意：淋则宜通，闭则宜提，遗则宜补，癃则宜开，俱兼清凉可也。

淋漓主方

知母黄柏滋肾丸

治肾火起于涌泉之下。

黄柏十两，酒浸　知母六两，酒浸　肉桂五钱

炼蜜为丸。

四苓散 见霍乱

附效方

治血淋、沙石淋胀痛方

牛膝一味，用一两，水二盅，煎一盅，温服。

治血淋求死不得效方

用藕汁调发灰二钱服之，三日血止痛除。

治热淋方

六一散一两　海金沙五钱

为末，每服五钱，用瞿麦、扁蓄煎汤下。

琥珀珍珠散

治小便混浊淋涩。

琥珀 珍珠 郁金 王不留行 当归 滑石 海金沙 石韦 甘草节各等分 朱砂减半

为细末，每服二钱，空心淡竹叶灯心汤送下。

小便不禁 _{附咳嗽遗尿}

何以谓小便之不禁也，盖禁者止也，来而频数，不能约制其宜，犹无禁止者也，故曰小便不禁。吾见年老体虚之人，夜多便溺，下元虚冷，不能约束故也，又有好色斫丧之人，肾气空虚，不能调摄归元，亦有不禁者也，又有女人下关无闭，遇寒则便数，遇咳嗽则小便适来，亦为不禁者也。王节斋曰"小便不禁或频数，古方多以为寒而用温药，殊不知属寒者，多脏腑之虚寒也，属热亦有腑脏之虚热也，盖膀胱火邪妄动，水不得宁，在命门之发也，故不能禁"。河间曰"血虚老人，夜多便溺"，膀胱血少，阳火偏盛者也，法宜补膀胱之阴虚，助肾水之不足，而佐以收涩之药，如山萸、五味、归、芍、益智、炒柏、熟地之属，不可不用温补之药也。经又曰"病家属热，亦宜制火，因水不足，故致火动而小便多也"，小便既多，水愈虚矣，故宜补血，补血制火，治之本也，收之涩之，治之末也，不若戴氏有曰"小便不禁，出而觉赤者有热，治其火也，白者气虚，益其气

204

也，赤而有热者用归、芍、益智、炒黄柏、生地之类，白而虚者八味地黄丸加五味、山萸之属，妇人咳嗽而溺出者，宜以生脉散加归、术、青、柴、黄芩。"

愚按：小便不禁，肾之虚也，盖肾虚则与膀胱不能约束其宜，致令小便数而不禁也，设若老人夜多便溺，其寿必长，少壮夜多遗尿，其力反盛，妇人便溺甚多，反能有子，三者之间非其异也，皆一理也，老人多溺，下元寒也，寒则水之益聚，故多溺也，溺虽多而真水胜，必有寿，少壮遗尿，下元热也，热则动其火，故梦遗也，遗虽失而阳热盛，然必有力，至于妇人欲心不遂，肾火妄动，得便溺而少舒其气，所以不能约束也，欲火既动，岂能无子？治之之法，老者宜温，少者宜清，妇人当降火以滋阴，此治之之大法也。

治法主意：小便不禁，当固肾以益气，然后补中可也。

小便不禁主方

八味地黄丸见火症

生脉散见燥症

泄　泻

《脉经》曰"泄泻多湿、热、食、气虚，此四症"，例又曰"泄者如水之奔泻，行去而有声，随气之来也，

205

泻者如水之倾泻，来而流利，无声自行也"，又谓泄则属气，从病轻，泻则曰血，从病重，泄则脾干于胃，泻则胃伤于肠，乃《内经》曰"暴注下迫，皆属于火"，然岂可一例而推也乎？况泄有五焉，溏、鹜、飧、濡、滑是也，溏者便尚稠，此湿胜其热也，治宜燥而实之，鹜如鸭粪焉，此寒胜其热也，治宜温而倒之，飧则水谷不化，此胃寒而脾不运也，治宜温而健之，濡则粪清若水，此湿盛其寒也，治宜温而利之，滑则大便不禁，此脾虚而气脱也，治宜温补而升提之，此治五泄之良法也。而泻又有六焉，脾、胃、肠、瘕、洞、食积是也，脾泻者胀而呕吐，是寒湿损于脾也，宜当温而健之，胃泻者其色黄，饮食不化，此胃有虚寒也，宜当温而补之，肠泻者，泻则疼，或腹满肠鸣，痛一阵而泻一阵者也，此由脾气不利，阴寒留滞，宜当升提其气，又兼温养之，瘕泻者不便后肿，窘痛虚坐而里急，此因寒热蕴积，二便不利，气滞有动于火也，宜以理气之剂，兼清凉之，洞泄者不禁随屁而流出也，此因口伤生冷，腹受阴寒，宜以燥热之剂，兼温补之，此治诸泻之成法也。间尝考之，凡泻心腹不痛者是湿，饮食入胃不能停，完谷不化者是气虚，欲泻不泻，或食去作疼，此食积，治宜燥湿补脾，分利消导，行痰去积为要，兼看时令寒热，新久施治，用二陈汤加白术为主，如食积者加楂、曲，因于热者加炒连，因于寒者加干姜，因于湿者加茵陈、山栀，小便短涩不通者加车前、木通，胸腹胀满者加山楂、厚朴，后重者加槟榔，腹痛者加木香，血虚者

206

加归、芎，气虚者加参、芪，气虚下陷者加升、柴，口渴引饮不多者加黄、朴，大渴饮甚者加参、麦，飧泄者加苍、朴，瘕泄者加芩、连、花粉，以其热证可用也，洞泻者加吴萸、白术，鹜泄者加吴萸、厚朴，濡泄者加干姜、吴萸，滑泄者加干姜、白术，此治泄泻是大法也。

愚按：泄泻之症，必须健脾燥湿，盖脾喜燥而恶湿，喜温而恶寒，宜用平胃二陈为主，佐以和中之药，如苍、朴、香附、干姜，断不可少，至如寒则加白术，痛则加吴萸，风则加防风，风寒则加干姜，火则加炒连，气则加木香，如或气欲和之，加香附，血欲养之，加归、芎，食欲导之加山楂，虚欲补之加参、术，滑欲禁之加肉果，重欲下之加槟榔，下欲上之加升麻，此又治脾之要略也，临症者其审诸。

治法主意：脾喜燥而恶湿，喜温而恶寒，吐泻脾病当从治。

泄泻主方

二陈汤见中风

加减详本症。

平胃散见伤饮伤食

梦遗精滑附便浊

经曰"梦遗精滑，湿热之乘"，盖精犹水也，静则

207

安位，热则流通，热而不留，则滞浊之气蕴蓄而不能发越，留聚膀胱，以成湿热之症，故胞中浑浊之物，自上而下，出于小便，乃曰便浊。又有心事妄动，湿热之气蒸于精道，有动相火，君相交感，变化莫测，为物所有，夜见于梦，而精道行焉，故曰梦遗。又有不因梦交，心事不动，其精不时流出，阴茎或痒或疼，门口结闭作痛，此亦湿热不清，有动君相，无所制伏，水加热而行适焉，故曰遗精。又有思想不遂，交媾失常，相火妄动，无时不然，精道之气因思而动，因物所感，其精不待动作而来，故曰精滑。世之治者，不究经旨，多作肾虚，用补肾涩精之药，故多不效，不知此由湿热以乘之也，故古人治此，各有从心、从肝、从肾之不同，而惟恣欲太过，精滑不禁，兼怯弱等症者，方宜补肾，余则不敢用补肾药也。总之肾虽藏精，其原出于脾胃，中宫湿热内郁，所输皆浊气，邪心扰动，水不安静，故遗滑也，宜升清降浊，遗滑自止。若夫劳心太过，亦令梦遗，乃神妄越火动所致，宜补心安神，自无不治者也。

愚按：梦遗精滑之症，有用心过度，心不摄肾而致者，有因色欲不遂，精气失位，输精而出者，有色欲太过，滑泄不禁而得者，有年壮气盛而无色欲，精气满而溢者，有将欲交媾，不待输转精道，来而不禁者，有因小便出而精亦出者，有茎中痛痒，常欲行而不禁者，总由湿热相火之为患也，但不可一途而论。丹溪曰"梦遗者由心火旺而肾水衰"，治宜宁心益肾，使水胜火降可也，用归、芍、生地、麦冬、枣仁、山萸、黄柏、知母，与远志丸之类。遗精者由淫欲太过，思想无穷，遂致心不摄肾，阳虚不能维持，使精气失位而出，其症令人肢体倦怠，饮食减少，治宜益阴壮阳可也，必用破故纸、菟丝子、当归、芍药、牛膝、熟地、枸杞子、萆薢、五味、杜仲，与固阳丸之属。其精滑者由淫欲太过，不能滋养精元，肾本空虚，不能调摄正气，则精无所统，故而妄流，治宜固阳益阴，用十全大补汤，与人参固本丸与之可也。又有便浊者，与前三症大不相同，经曰"便浊本热，有痰或虚，白浊属卫，赤浊属荣"，然则小便浑浊而出，此由湿热之邪渗入膀胱，《原病式》曰"血虚而热者则为赤浊，气虚而热者则为白浊，要终无寒热之分"，河间又曰"如夏月天气炎热，则水流浑浊，冬月天气严寒，则水澈清冷，由是推之，湿热之症明矣"，然又辨之，盖精者血之所化，浊去太多，精化不及，赤未变白，故成赤浊，此虚之甚也，所以年少天癸未至，强力行房，所泄半精半血，壮年施泄无度，亦多精血杂出，若夫白浊，心动于欲，肾伤于色，或强忍房事，或多服淫方，致精流溢，乃为白浊，总宜清心益脾补肾，而去膀胱之热，用补中益气汤加黄柏、黄芩，或四物汤倍加黄柏、山栀、车前等剂，此治便浊之大法也。《脉经》曰"遗精白浊，当验于尺，结芤动紧，二症之的"。更有精脱之症，乃纵欲之人，或久旷者，与女交合，泄而不止，谓之走阳，其女须抱定，勿使阴茎出户，急呵热气于口中，以指捻住尾间即救矣，若女人惊而脱去者，十有九死，亟灌以大剂独参汤，亦有活者。

治法主意：初宜先导其热，次则补养心肾，久则升提下陷，兼治热也。

梦遗精滑主方

远志丸

远志去心，姜汁淹　酸枣仁炒　黄芪　石菖蒲各五钱　茯神去皮、木　茯苓　人参　龙齿各一两　麦门冬　五味子各二钱半

炼蜜为丸，桐子大，朱砂为衣，每服七十丸，食后临卧，熟水下。

十全大补汤见汗症

补中益气汤

四物汤俱见中风

独参汤

人参一味，浓煎服。

黄疸沙赤白火丹

时之所生黄疸，沙也，赤白火丹也。是皆湿热之症，东南之地，天多阴雨，地多水湿，夜多雾露，日多湿蒸，所生之物，过伤于湿，所食之水泛滥，而土气胜所居之室，潮湿热蒸，又遇元虚之人，房事过多，脾胃不健，中气不清，滞结中焦，不能运湿，复挟火热则郁

210

而生黄，有如酓曲相似，致使热透皮肤，而为疸沙也，其症面目肢体俱黄，小便红赤，或便溺沾衣，有如枝柏之汁，胸腹胀闷，嗳气不顺，四肢倦怠，大便虽去，而不流利，治宜平地木、仙人对坐草，或石茵陈，或荷包草，捣烂以生白酒和汁饮之，自可，如胸膈不利加生香附，如小便不通加车前草，如痰喘者加雪里青，如用古方则宜茵陈五苓散，以渗湿解热，此治之无不验者也。然其症黄如橘、黄而明者生，黄如熏、黄而黑暗者死。又舌上无苔者生，舌苔而黄焦黑者死。至于火丹一症，其名丹者，谓如丹毒之见也，患者头面白肿，胸腹胀闷，腿足浮肿，小水不利，气急生痰，其肿发白癜，如铜钱之大，圈圈圆圆，有若苍斑之见，间有赤者，此湿伤血分，久变为热也，治者宜清热凉肌之剂，如荷包草捣烂，肿处擦之，随手可消，生酒和服，中气自清，不知者有见肿症，作脾虚治之，或见濡脉，作元虚治之，此治一差，谬即千里，非惟肿胀尤甚，亦且中气郁闷，而不进饮食，生痰作喘焉，其治既错，后欲救之，不可得矣。

愚按：此症疸虽有五，均属湿热伤脾所致，当分虚实，俱宜清热渗湿为主，以四苓散或五苓散加茵陈，按症治之，或以地浆水服之亦可，粪清服之亦可，皆能约制湿热，清利脾土，切不可用香燥助热等药也。

治法主意：此症湿化为热，有热而无湿也，所以利于草药、粪清、地浆之类，口渴者服地浆水妙。

黄疸主方

茵陈五苓散

渗湿解热，并治伤寒汗太早，发为黄疸，用生料五苓散一两，入茵陈半两，久病宜固脾胃，倍白术，气虚脉弱加参，欲便小水可加半夏、车前子、木通、柴胡，五苓本方：

白术八分　茯苓一钱一分　肉桂三分　猪苓　泽泻各一钱

四苓散

茯苓去皮　白术　猪苓　泽泻各等分

水湿伤脾，色见于外，而阴黄加炮姜、茵陈，如脉沉身冷，从阴治，加附子。

附效方

脾胃为湿热所伤，气血渐弱服此收功

参术健脾散

治发黄日久,,脾胃虚弱。

人参　白术各一钱五分　白茯　陈皮　白芍　当归酒洗,各一钱　炙甘草七分

枣煎，食前服，色疸加黄芪。

鼓胀 附中满蛊胀水肿黄肿面肿足肿肢肿阴肿囊肿子肿眼胞肿儿肿

丹溪曰"心肺阳也，居上，肾肝阴也，居下，脾者

212

中州，宜阴也，居中属土"，饮食入胃，游溢精气，上输于脾，脾气散精于肺，通调水道，下输膀胱，水精四布，五经并行，则无胀满之患。若七情内伤，六淫外侵，饮食不节，房劳致虚，脾土之阴受伤，转输之官失职，胃虽受谷，不能运化，于是清浊相干，隧道壅塞，气化浊液，郁遏生热，热留而久，气化成湿，湿热相生，遂成胀满，此由肾肝之阴不升，心肺之阳不降，因成此天地不交之否也，故《内经》有云"诸湿肿满，皆属于脾"，而其本在肾，其末在肺，以肺主气化，肾主五液，脾主转输，故肿胀不外此三经以受症也。但阴阳虚实，不可不辨，大抵阳症必热，热者多实，阴症必寒，寒者多虚，先胀于内，而后肿于外者为实，先肿于外，而后胀于里者为虚，小便黄赤，大便秘结为实，小便清白，大便溏泄为虚，脉滑数有力为实，脉弦浮微细为虚，色红气粗为实，色悴声短为虚，凡诸实症，阳邪急速，其至必暴，每成于数日之间，若是虚症日积月累，其来有渐，必成于经月之后，然治实颇易，理虚恒难。虚人气胀者，脾虚不能运气也，虚人水肿者，土虚不能制水也，水虽制于脾，实则统于肾，肾本水脏，元阳寓焉，命门火衰，不能自制阴寒，不能温养脾土，则阴不从阳，液化为水，故水肿之症，多属火衰，若以为湿热，一味制火，虽能保肺而实害土，故养金制木，滋水制火，此惟属热者宜之，若阳虚者则不可也，是以下则胀已之法，此于实者可行，如或虚者，则遗害不小，何也？利药一行，虽得一时之快，而真气受伤，则去死不远也，当于实者，直清阳明，若涉虚者，必温补脾肾，渐次康复为主，其有不大实，亦不大虚者，先以清利见功，继以补中调摄。盖脾胃壮则可略与疏导，要亦不可峻与利药，若为和中导湿，止宜洁净府，以行小便，庶免实实虚虚之患也，善治者，其神明之。

愚按：鼓胀者，如鼓之形，外坚中空，击之有声，按之有形，皮肉之急胀，脾肺之大病也，宜当实脾理气为要，治宜二陈汤去甘草，加厚朴、山楂、白术、香附之类，初起者加紫苏、大腹皮，久病者加沉香、当归。设若中满之症，中气满闷，当胸之下，胃口之上，一掌之横，按之坚石，有形作痛，此名中满者也，由其忿怒太甚，不能发越，郁结中州，痰涎停住，乃成满也，久而不食，以致气虚，名曰气虚中满，宜当塞因塞用，治以二陈汤去甘草，加参、术、厚朴、山楂之类。至若蛊胀之症，所受山岚瘴气，或虫蛇蛊毒之物，遂使大腹作胀，肚见青红之纹，皆由山岚蛊毒之气，因感入腹，聚而不散，结为腹满之症，治当利其肠胃，去其恶积，则蛊自除，而胀可平，如承气汤加黄连、甘草、雄黄、槟榔之类。设或水肿者，脾虚不能健运，水溢于皮肤，按之多冷，重按多凹，病久所按之处，青红陷下，肌肉如腐，或有肿甚，皮肉出水，起泡湿烂，宜用实脾利水之剂，如二陈加厚朴、苡仁、白术、泽泻之类，或实脾饮、疏凿饮子饮、导水茯苓汤①与禹余粮丸。黄肿者皮肉色黄，四肢怠惰，头眩体倦，懒于作为，小便短而少，大便溏而频，食虽善进，不能生力，宜当健脾为主，治用二陈汤加参、术、黄连、厚朴、香附之类。面肿者面目浮肿，此气虚也，盖阳聚于面，所以耐寒，今也浮肿，皆因阳之不聚，气之不行，停滞上焦，壅塞而为肿也，治当清理上焦之气，使肃清而不浊，利耳目之窍，使周行而不滞，如枳桔二陈汤加玄参、天花粉、连翘之类，若脾虚者，当实其脾，白术、茯苓、苡仁、山药。湿肿者，当清其湿，苍术、厚朴、泽泻、茵陈，有风者兼驱其风，防风、防己，有寒者可清其寒，羌活、独活、消风、凉膈散亦可。足肿者，谓腿足作肿也，有湿热太甚而作肿者，其色红肿，当清湿热，如当归拈痛汤亦可，有脾虚不足而作肿者，其色白肿，当养脾气，如参苓白术散加牛膝、苡仁，有脾虚气留而不行者，肿久必有水出，破之难痊，宜当实脾为要，如参苓白术散加升麻、泽泻，有病久而作肿者，其肿下连足跗，然皮肿可治，肉肿难除，宜当养正健脾，如补中益气汤加牛膝、续断，有久卧而作肿者，此气之不行也，久立而作肿者，此气之不顺也，气不行者，自当行气，如二陈汤加苍、白二术、厚朴、香附，气不顺者，自当顺气，如二陈汤加当归、续断、香附、乌药。肢肿者四肢作肿

---

① 导水茯苓汤：即茯苓导水汤。

也，盖四肢者，脾之脉络也，脾有所郁，则气血不调，以致四肢作肿，其滞于血者，则痛肿难移，其滞于气者，则俯仰不便，行血宜芎归汤加丹皮、白芷、秦艽、续断，行气宜二陈汤加厚朴、山楂、白术、黄芩。便肿者，男子小便作肿，妇人阴门作肿也，皆由肝气之不和，肾气之不泄，宜为泻肝补肾，治以黄连、青皮、当归、芍药、山楂、柴胡、乌药、香附之类。囊肿者，阴囊之作肿也，此因脾湿聚而生肿，宜为利水实脾燥湿，如苍术、厚朴、吴萸、茴香、青皮、乌药、山楂、青木香之类。子肿者，阴子大而生肿，亦肝气之不和也，宜为清气伐肝，如囊肿之药可用，但红肿去吴萸，加山栀，肿而冷湿去山栀，用吴萸，偏坠亦然，或用椒囊以艾叶、川椒焙燥，作囊袋之，收其阴湿自可。眼胞上下肿者，此因脾气空虚，心事不宁，怒不能越，饮食不进，朝夕致卧，故致眼胞作肿也，治宜清气健脾之剂，如二陈汤加归、术、青皮、黄连之类。儿肿者，妇人孕子之时，身面手足作肿，此脾虚成孕也，宜以安胎健脾，其肿自消，如四物加炒白术、阿胶、人参、香附、黄芩之类。大抵肿之为症，皆属于脾，由脾不能行气，则气滞而作肿矣，不可专理其气，而用导泄之药也。凡遇肿胀之症须断盐味，庶不助邪。凡肿胀先起于腹，后散四肢者可治，先起于四肢，后归于腹者死。腹胀身热者死，腹胀寒热似疟者死，阴囊及茎肿腐者死，泻后腹胀而有青筋者死，大便滑泄，水肿不消者死，若夫唇黑或肿肝伤，缺盆平心伤，脐突脾伤，足心平肾伤，背平

216

肺伤，五伤者死。

治法主意：肿当利水而实脾，胀宜清气以开郁。

鼓胀主方

二陈汤

承气汤 俱见中风
加减俱详本症。

实脾饮
治阴水发肿，用此先实脾土。

厚朴去皮，姜制　白术　木瓜　大腹子　附子炮　木香不见火　草果仁　白茯苓去皮　干姜炮，各一两　甘草炙，半两

上㕮咀，每服四钱，水一大盏，姜五片，枣一枚，煎七分，不拘时温服。

疏凿饮
治水气，通身浮肿，喘呼气急，烦躁多渴，大小便不利，服热药不得者。

泽泻　商陆　赤小豆炒　羌活去芦　大腹皮　椒目　木通　秦艽去芦　茯苓皮　槟榔各等分

上㕮咀，每服四钱，水一大盏，姜五片，煎七分，不拘时温服。

导水茯苓汤
治水肿头面手足偏身肿如烂瓜之状，手按而塌陷，手起随手而高突，喘满倚息不能转侧，不得着床而睡，

饮食不下，小便秘涩，溺出如割而绝少，虽有而如黑豆汁者，服喘嗽气逆诸药不效，用此即愈。

　　赤茯苓　麦门冬去心　泽泻　白术各三两　桑白皮紫苏　槟榔　木瓜各一两　大腹皮　陈皮　砂仁　木香各七钱半

　　上㕮咀，每服半两，水二盏，灯草二十五根，煎至八分，去渣空心服。

余粮丸

　　禹余粮火烧醋淬，七次　乌贼鱼骨　斧底墨　伏龙肝各二钱半　生附子一枚，去皮脐

　　上件为末，丸服。

枳桔二陈汤见中风

当归拈痛汤见脚气

参苓白术散见脾胃

补中益气汤见中风

芎归汤

　　川芎　当归

二味等分，水煎，不时温服。

四物汤见中风

六郁 附五郁

丹溪曰"气血冲和，百病不生，一有拂郁，诸病生焉"，戴氏曰"郁者气结聚而不散，郁于中而不行也，所以当升不得升，当降不得降，当变化不得变化，此为传送失常，六郁之病见矣"，夫所谓六郁者，气、血、湿、热、痰、食也。吾见此症之发，气郁则胸胁作痛，中膈满闷，郁滞不清，脉来沉涩，湿郁则周身重痛，或关节不利，遇阴寒气，其痛尤甚，其脉沉濡而数，痰郁者痰涎不利，气急喘促，食饮不思，右手脉来必沉滑，热郁者瞀闷不清，烦燥引饮，小便赤涩，其脉沉而数，血郁者胸胁作痛，四肢无力，能食便红，其脉芤而数，食郁者见食必恶，嗳气吞酸，饥不欲食，虽食而胀闷不安，气口脉必紧盛。凡治此者，总当以顺气为先，消导次之，宜用二陈汤加香附、抚芎为主，如气郁加木香、枳、桔、知，湿郁加苍、朴、木通，痰郁加厚朴、枳实、瓜蒌子，热郁加山栀、黄连，血郁加桃仁、红花，食郁加楂、朴、曲、蘖等剂，古方多用越鞠丸以治郁，意在兹乎。

愚按：郁者，郁而不能通畅之谓也，盖气、血、湿、热、痰、食之所郁，非若五脏五行之所郁也，古方六郁者当散而行之，故用越鞠丸加减用治，若夫五郁者当开而导之，亦用汗吐下利之法，故木郁达之谓之吐，令其条达也，火郁发之谓之汗，令其疏散也，土郁夺之

219

谓之下，令无壅碍也，金郁泄之谓渗泄，解表利小便也，木郁折之谓疏通，抑其冲逆也，故治木郁宜以瓜蒂散、盐汤探吐，火郁则宜升阳散火汤，土郁则宜三承气[1]、备急丸，金郁则宜麻黄葛根汤、小柴胡、四苓散，水郁则宜大补滋肾丸，此治五郁之法全在此矣，六郁之法当从上文所治可乎。

治法主意：六郁当以清痰理气为主，五郁当行表里开导之法。

六郁主方

越鞠丸

总解诸郁，要在加减合宜。

苍术　香附　抚芎　神曲　栀子炒，各等分

水为丸，绿豆大，每服六七十丸，食远白汤下。

瓜蒂散见中风

升阳散火汤[2]

治食冷物，郁遏阳气于脾胃之中，火郁则发之义也。

升麻　葛根　羌活　独活　人参　白芍　柴胡　防风　生甘草炙，一半

---

[1]　三承气：据下所列方，当为三一承气汤。

[2]　升阳散火汤：原书未载用量，今据《脾胃论》补出：升麻　葛根　羌活　独活　人参　白芍各五钱　柴胡八钱　防风二钱五分　生甘草二钱　炙甘草三钱。

水二盏，姜葱煎八分服。

三一承气汤[①]

大黄　芒硝　厚朴　枳实五分　甘草一钱

姜三片，水煎服。

备急丸

治土郁并心腹诸卒暴痛，因饮食自倍，冷热不调。

大黄　巴豆　干姜各等分

为末，炼蜜捣丸，如绿豆大，每服一二丸，以利为
度。

麻黄葛根汤

治食郁，喘满脉浮。

麻黄五分　葛根一钱　赤芍一钱　淡豆豉半勺

水煎服。

小柴胡汤 见伤寒

四苓散 见霍乱

大补滋肾丸

黄柏三两，酒浸　知母二两，酒浸　肉桂一钱五分

炼蜜为丸服。

医林绳墨大全卷之六终

---

① 三一承气汤：原书用量不全，今据《宣明论方》补全：大
黄　芒硝　厚朴　枳实半两　甘草一两，今小其制。

221

医林绳墨大全卷之七

明　钱塘方毂著

江宁周京辑

松江陈熙重刊

痹 附麻木不仁

《脉经》曰"风寒湿气合而为痹，浮涩而紧，三脉乃备"，《内经》曰"寒气胜为痛痹，风气胜为麻痹[①]，湿气胜为着痹"，河间曰"痹者，留着不去则四肢麻木拘挛是也"，又曰"腰项不能俯仰，手足不能屈伸，动彻不能转移，此痹之为病也"。大率痹由气血虚弱，荣卫不能和通，致令三气乘于腠理之间，殆见风乘则气纵而不收，所以为麻痹，寒乘则血滞而不行，所以为痛痹，湿胜则血濡而不和，所以为着痹，三气并乘，使血滞气而不通，所以为周痹，久风入中，肌肉不仁，所以为顽痹者也。治当驱风，必用防风、防己，清寒必用羌活、独活，理湿必用苍术、厚朴，养正必用牛膝、当归

---

① 《内经》语"风气胜为行痹"，当改之，后文所述仍有麻痹。

之类，使经络豁然流通，而气血荣行腠理，则痹自疏而身体健矣。或者初起之剂升阳除湿汤，调理之剂当归拈痛汤，久而元气不足补中益气汤，又有偏体懵然无所知识，不疼不痒而麻木者，此属气虚，湿痰死血之为病也。经又曰"手麻气虚，手木湿痰或死血病，其足亦然"，又曰"偏体麻木者，多因湿痰为病，非死血也"，如死血者或有一处不疼、不痛、不痒、不肿，但经紫黑色而麻木者是其候也，宜行血破血治之，如红花、牛膝、桃仁、归须、白芷、川芎、丹皮之类。如湿痰者，或走注有核，肿起有形，但色白而已，治宜清湿降痰，用二陈汤加苍术、枳实、黄连、厚朴之类，或气虚者必用补气而行气，用四君子汤加厚朴、香附之类，血虚者宜养血而生血，如四物汤加生地、红花、枸杞、香附等剂，如此调治则气血和平，自无麻木之患也。又有所谓不仁者，谓肌肤麻痹，或周身不知痛痒，如绳扎缚初解之状，皆因正气空虚而邪气乘之，血气不能和平，邪正互与相克，致使肌肉不和，而为麻痹不仁者也。或有痰涎不利，或有风湿相搏，荣卫行涩，经络疏散，皮肤少荣，以致遍体不仁而有似麻痹者也，轻则不知痛痒，甚则不知人事，治宜驱风理气，而兼养血清湿，用二陈汤加归、术、天麻、防风、防己、芩、连之属，如不效者去芩、连，加薄、桂。

愚按：痹、痉、痿及痛风之症也，夫痹者气之痹也，周身不能转移，而动辄沉重者也，痉者气之滞也，手足不能屈伸，肢体如僵仆也，痿者气之软弱也，肢体沉重而痿弱难行者也，又有痛风者，浑身作痛，举动不能移转，痛辄欲死者也，四者之间，依稀相似，皆因风、寒、湿之为病，临症当明辨之。且如风胜则强直不收，当驱其风，寒胜则绵绵作痛，当温其经，湿胜则重坠难移，当清其湿，此施治之大要，宜用当归拈痛汤，量其风、寒、湿之轻重，而取法用治也。

治法主意：治痿莫先于清热，治痹莫贵于行气。

痹主方

升阳除湿汤

治湿痰火食郁为痹。

升麻　柴胡　防风　神曲　猪苓　泽泻各五分　苍术一钱　陈皮　炙甘草　麦芽各三分

水煎，食后温服。

当归拈痛汤 见脚气

补中益气汤

二陈汤

四君子汤

四物汤 俱见中风

加减药详本症。

224

痿

经曰"肺热叶焦，五脏因而受之，发为痿痹，本乎肺"，又曰"痿为湿热，气弱少荣，本乎脾"。盖痿者，手足痿弱，难以运动者也，症见在脾，而治痿之法，丹溪独取阳明一经，何也？盖阳明者，胃与大肠之经也，而五脏六腑之海，主润宗筋者也，阳明虚则宗筋纵，而痿成矣，故肺金体燥，居上而主气，畏火者也，脾土惟湿，居中而主四肢，畏木者也，或失所养，则土金之本易亏，而木火之邪易入，是以肺热叶焦，然其故，固田①于土弱不能生金，金亏不能生水，而其由则本于阴血之不足，而阳气之沸腾也，若阴血既足，而能灌溉四肢，自阴阳和，而气血顺使，指得血而能摄，足得血而能步，又安有痿弱之形也哉，又或因于痰，或因于湿，或因痰食之不清，滞于经络，郁而成热，以致血液干涸，不能荣养百骸，使筋缓不能自持，然究其源又实归于脾土之空虚也，治疗之法，当依丹溪所云泻南方之火，使肺得清化之令，而欲东方之不实，何脾伤之有，补北方之水，使心无炎烁之气，而欲西方之不虚，何肺热之有，故阳明实则宗筋润，能束骨而利机关矣，湿热清则气血和，能行经络而通畅百脉矣，治以四物汤加牛

---

① 固田：恐为"固因"之误。

膝、枸杞、盐炒知母、黄芩、黄柏之类，使本固血足，而痿自可也。要断不可作风治，而用风药，为害匪轻，医者宜深味之。

愚按：痿之一症，全在湿热，由乎酒色太过，气血空虚，反加劳碌，筋骨有损，由是湿热乘之，热伤于气，在气不能舒畅其筋，故大筋繻短而为拘挛，湿伤其血，则血不养筋，而筋不束骨，故小筋弛短①，而为痿弱，治宜黄芩、黄连、当归、生地、独活、牛膝、秦艽、续断之类，切不可偏于风药而作风治，亦不可偏于补药而作虚论，此症宜利小便而除其湿热，宜用清凉而通利其气血，则思过半矣。虽有肺痿，痰唾稠粘，前方中可加贝母、鼠粘、连翘、天麦之类，若肾气空虚，腰脊不举，髓竭力乏，行立不能，而为骨痿之症者，前方宜加五味、枸杞、山萸、熟地、虎骨、败龟之类。

治法主意：风痿者，半身不遂，痰唾稠粘，湿痿者，痛重难移，面目黄色，热痿者，四肢不收，出言懒怯。

痿主方

四物汤

承气汤

---

① 弛短：据内经，当为弛长。

大承气汤俱见中风

芩连大黄丸见本症

十全大补汤见中风

八味丸见火症
加减详本症上。

厥

丹溪曰"厥者，逆也，手足因其气血不行而逆冷也，其症不一，有阳厥，有阴厥，有气厥，有痰厥"。阳厥者，由其热生于内，元气不足，不能通泄则发厥而逆冷，宜以十全大补汤，又有醉饱入房，气结于脾，阴气虚弱，阳气不充，致使阴在外阳在内，令人四肢不荣，手足厥逆，有似阴症所发，但面目红赤，大小便秘结，其脉伏而数者是也，宜以补中益气汤。设若阴厥者，因其纵欲太过，阳亏于内，精损于外，不能荣养，邪气偶入，致被克伐，腑脏生寒而发厥也，其症始得之，身冷脉沉，四肢厥逆，屈足倦卧，唇口青黑，或自利不渴，小便清白，是其候也，治宜理中汤、四逆汤之类。设若痰厥者，乃寒痰壅塞，口吐涎沫，咽中有声，或气喘促，其脉滑而有力，宜用二陈汤加竹沥、姜汁，或导痰汤、瓜蒂散之类。气厥者，与中风相似，但中风脉浮，惯多痰涎，气厥身冷，并无痰涎，脉必沉细，或

227

有气滞而不来者，盖因怒气郁闷滞塞而发厥也，宜用苏合香丸，先擦其齿，后用淡姜汤化下，俟醒再用二陈加厚朴、香附、枳、桔之剂，气虚者加参、术，冷甚者加炒墨干姜[1]，大抵此症多因元本空虚，郁结所致，故子和云"治厥之症，当以降痰益气，温中健脾，未有不愈者也"，又曰"视厥之症，手冷过肘，足冷过膝者死，手指甲青黑者死。"

愚按：厥之一症，分阳、阴、气、痰，仲景云"阳厥，脉滑而沉不见，时一眩也，阴厥，脉沉而细微，多伏也"，阳厥则自汗身冷，阴厥则自利唇青，阳厥则渴而心烦，阴厥则倦而静卧，阳厥则承气汤可施，阴厥则理中汤可用，阴阳虽一厥之间，认误则立死可见。若夫气厥者，因惊因气而来，则手足寂然冰冷，心气不相接续，口出冷气，卒然而仆者也，宜前方苏合二陈审用。血厥者，因吐衄过多，上竭下厥，先致足冷，有如水洗，冷过腰膝，入腹即死，此血竭而作厥也，皆由阳气妄行于上，阴血无所依附，气血相离，不居本位之故，必须急用大蒜捣烂，畲于涌泉，或以热手频擦脚心，次用二陈汤加参、术、当归、炒黑干姜之类，然此药劫剂，不可多服，但欲其阳复血止耳。痰厥者，痰气妄行于上，咳嗽连续不已，气急喘盛，坐不得卧，以致上盛下虚而作厥也，宜以二陈汤加厚朴、白术、黄芩、山

---

① 炒墨干姜：恐为"炒黑干姜"之误。

楂，降下痰气，使复归于脾之脉络，则足可温，不致厥矣。又有尸厥者，因于元本空虚，及入庙堂塚墓，偶中不正之气，卒然手足冰冷，肌肤粟起，头面青黑，精神不守，错言妄语，牙关紧急，不知人事，卒然而痰，此尸厥也，宜以苏合香丸灌之，俟用二陈汤加苍术、香附、当归、厚朴之类。又有蛔厥者，胃中虚冷，蛔不能养，妄行于上，致使手足冰冷，甚则冷汗如球，凝于额上，六脉皆伏，人事不知，有似阴症，若长一尺，则贯心而死，法先用花椒浓汤探之，得汤而苏醒者是也，次用乌梅丸，盖蛔闻酸则静，见苦则安，后宜安蛔暖胃，如二陈汤加吴萸、干姜、白术、黄连、乌梅、使君子之类。

治法主意：厥多痰气虚热所乘。

厥主方

十全大补汤

补中益气汤

理中汤俱见中风

四逆汤见伤寒

二陈汤见中风
加减药详本症。

导痰汤
治痰阻短气，能开导痰气故也。

白茯苓　陈皮　甘草　南星　枳壳各一钱　半夏一钱

加姜三片，水煎服。

瓜蒂散

苏合香丸俱见中风

乌梅丸

治蛔厥。

乌梅　细辛　附子　人参　黄柏　桂枝各六两一钱
干姜一两半　黄连四两　川椒　当归各五钱

上为末，苦酒浸乌梅一宿，去核捣成膏，少加蜜和
丸，如桐子大，食前服十丸。

痓

经曰"诸痓强直，皆属于湿"[①]，又曰"诸暴强直，
皆属于风"，《原病式》曰："筋脛强直，是属血虚生风
之谓也"，夫肝木属风，故主筋，若曰诸暴强直而属风，
理必然也，其所谓诸痓强直而属于湿者，何欤？盖痓之
初起，肢体重痛，难以转移，此属湿也，久而湿伤其
血，则血不养筋，筋不束骨，致令筋急直强，而痛不可
移，故属乎风，乃知太阳湿胜，则兼风化，正所谓亢则

---

① 诸痓强直，皆属于湿：《内经》原作"诸痓项强，皆属于
湿"。

害，承乃制也，是知痉为病者，湿为本而风为标耳。仲景云凡治伤寒之病，身热足寒，颈项强直，自汗面赤，口噤反张者，痉也，痉则当分刚、柔治之，如太阳病，其脉弦长，见症发热恶寒而无汗，胫急胸满，口噤，手足挛痛，甚则抽搐，角弓反张之状，此为刚痉，刚痉则以散表为主，加减小续命汤、九味羌活汤、麻黄葛根汤；其脉弦细迟涩，见症微热汗出，不恶寒，手足软弱、亦或张前反后，此为柔痉，柔痉则以实表为主，小续命去麻黄加葛根。又曰风气胜则为刚，以风性刚急故也，湿气胜则为柔，以湿性柔和然也，原其所自，非惟风湿相侵，亦且去血过多，筋无所荣，而邪得以人之耳。尝见产后金疮，或跌扑伤损，或痈疽脓溃，或发汗过多，一切去血之症皆能成痉，又有湿热虚损，自汗痛风亦能为痉，此又虚为本，而风为标耳，或有绝无风邪之人，而患筋脉挛急，为角弓反张之候者，此血虚无以养筋故也。又有老人、虚人，血气衰少，夜遇阴寒，而脚腿筋抽胫急者，亦风乘血室故也。丹溪云"凡遇痉症，宜补虚养血，少兼降火，切不可作风治，而用药兼风，恐反燥其血室，而致不救之患"，经曰"治风先治血，血实风自灭"，此理究之自可明矣，宜用当归、芍药以姜制之，人参、南星以竹沥制之，加秦艽、续断以养其筋，独活、牛膝以行其血，此治痉神验之良法也。

愚按：肝主筋，筋之动彻，皆由肝血之所养也，今也筋不动而缩，有为反张之症，强直之见，此因血不养筋，而筋不束骨之故尔，惟夫血气内虚，外为风寒湿热之所袭，则筋急拘挛，而痉病见焉，故曰以风散气，有汗而不恶寒者为柔痉，寒泣其血，无汗而恶寒者为刚痉，原其所因，皆由血少筋无所营，邪得以袭之也。

治法主意：治风当治血，血实风自灭。

痉主方

小续命汤

九味羌活汤

麻黄葛根汤已见中风、伤风
加减药详本症。

癫　狂

《举要》曰"癫狂阳炽"，《难经》曰"重阴者癫，重阳者狂"，《内经》曰"多喜为癫，多怒为狂"，二说不同，然察病之因，皆由求望高远不遂而有者也，或因气郁生痰，而痰迷心窍或由气郁生热，而热极生风。要之狂为痰火，实热盛也，癫为心虚，血不足也，癫之症行动如常，人事亦知，但手足战掉，语言謇涩，头重身轻，其脉浮滑而疾，狂之症，弃衣登高，逾墙上屋，骂詈叫喊，妄见妄闻，其脉沉紧而实，癫由心气之不足，宜以养血清痰之剂，如二陈汤加全蝎、白附子、防风、黄芪、当归、秦艽之类，狂则痰蓄中焦，胃中实热，以二陈加大黄、枳实、黄连、瓜蒌子之类治之可也。

愚按：手足动摇而语言謇涩者谓之癫，骂詈叫呼而乘力奔走者谓之狂，不知人事而行动失常者为之痴，语言不出而坐立默想者谓之呆，不知饥饱而语言错乱者谓之疯，又有不避亲疏而忽然出言壮厉者谓之妄语，寤寐呢喃而自言心事者谓之郑声，开目偶见鬼神而心神不定者谓之狐惑，凡此数病，皆因神志不守，作事恍惚，一时痰迷心窍，更加火热郁结痰涎壅盛，神思不定，卒然为病者焉，治宜清痰降火为要，次兼安养心神，益血荣脾之剂，如初用苏合香丸散理痰气，次用牛黄清心丸安养心神，治无不效者也，若用煎剂以二陈汤加芩、连、胆星、归、术、犀角可。

治法主意：狂由热至，当清其热而利大便，癫因痰生，当开其痰而养血气。

癫狂主方

二陈汤
加减详本症。

苏合香丸俱见中风

牛黄清心丸见健忘

痫

夫痫有五，合五脏之气而为病也。《内经》曰"巨阳之厥，则首肿头重而不能行，发为眴①仆"，是皆阳气逆乱，痰涎壅滞腑脏，卒然眩仆，不知人事，气复返则苏，时作时止，手足动摇，此痫之症也，虽有牛、马、猪、羊、鸡痫之异名，其法俱宜理气清痰降火为要，使气清痰降而痫亦可止也，用二陈汤加芩、连、天麻、南星、枳壳、山楂、全蝎之类。《脉经》曰"癫痫之脉，浮、洪、大长滑、大坚疾，痰蓄心狂"。

愚按：痫症有五应乎，五脏合乎五畜之所发也，吾尝见之心痫因惊而发，心烦闷乱，躁扰不宁，舌多吐出，涎沫满口，来时速而去亦速也；肝痫因怒而起，怒不得越，痰涎壅盛，口多喊叫，面青目瞪，左胁作疼，而中气作闷者也；脾痫者，饮食失节，饥饱无时，逆于脏气，痰蓄生痫，发则手足搐搦，唇口掀动，痰沫外出，卒然而仆也；肺痫者，忧悲太重，痰涎入肺，发则声嘶啼泣，旋运颠倒，目睛上瞪，恶寒拘急，气下则苏也；肾痫者，淫欲太过，内气空虚，脏腑不平，相火妄动，郁而生痰，闭塞诸经而作痫也，其症腰背强直，头旋眩运，因恐而发者也。大抵五脏之痫，各随五脏所治，皆以清痰降火为要，或加以五脏补养之药，有风者驱其风，有痰者豁其痰，因气者清其气，因惊者镇其惊，各随所得之由而加减用治可也。设或阳痫者，发之于昼，当以壮阳为先，阴痫者，发之于夜，亦以益阴为

---

① 眴：音炫，意同眩。

234

要。今世因惊多用安神、定志等丸，因风多用续命、三化等汤，然终不若二陈为主，加以引经清痰养血，自无不治之理也。

治法主意：阳气逆乱，发为暴仆，治当清阳利气，虽有痰涎，能兼治之。

痫主方

二陈汤见中风

安神丸见痰火

定志丸见惊悸

续命汤

三化汤俱见中风

积　聚

夫积者，阴也，五脏之气积蓄于内，以成病也，聚者，阳也，六腑之气聚而不散，以为害也，其症之所因，皆由痰而起，由气而结。《脉经》[1] 曰"积在本位，聚无定处，駃[2]聚浮牢，小而沉实，或结或伏，为聚为

---

① 《脉经》：实出自《脉诀》。

② 駃：音决，意为快。

积，实强者生，沉小者死，生死之别，病同脉异"，又曰"肝积肥气，弦细青色，心为伏梁，沉芤色赤，脾积痞气，浮大而长，其色脾土中央之黄，肺积息贲，浮毛色白，奔豚属肾，沉急而黑，此五脏成积之色脉也"，其聚如何，且如胃聚而生中满，胆聚而生气逆，小肠聚为癥瘕，大肠聚为秘结，心主聚为怔忡，膀胱聚为溺涩，此六腑聚之为病也，治宜调其气而破其血，豁其痰而行其积，如二陈汤加楂、朴、槟榔、枳壳、香附为主，积加黄连，聚加山栀等类，使气行而痰豁，则积可除也，气行而火降，则聚可散也。

愚按：积于腑者易治，积于脏者难治，积于肠胃之间者易治，积于肌肉之分、腠理之间者难治，何也？积者，痰血积也，聚者，气郁聚也，气可易散，痰则难除，设或痢疾于肠胃之间，血瘀于胸胁之内，尚可破其血而行其滞也，如其瘤核结于肌肉之外，痞满积于分腠之中，此则欲行而不能行，欲破而不能破也，是惟针灸可治。若夫在内之积聚，一以散气开郁为主，吾见血瘕之症，用紫苏、灯草煎汤，时时服之，则气散而瘕可除，是其病有可类推矣，而槟榔、黄连则又行气之要药也，气行则积亦自行矣。

治法主意：肝可散气而行痰，心可养血而清气，脾可豁痰而健运，肺可理气而清痰，肾可温经而行积聚，可破气而调中，此治积聚之大法也。

236

积聚主方

二陈汤见中风

加减药详本症。

痞 块

痞者，否也，如物之否败而不能行也，其症胸中满闷，膈塞不通，有因伤寒下早而成者，名曰痞气，有因饮食生冷油腻而得者，名曰痞积，有因久疟不止而生者，名曰疟母，有因痰喘不利而成者，名曰痰积，此症皆因气聚而生痰也，固宜以行痰为主，然不若清气为上，用二陈汤加黄连、枳实、山楂、厚朴、瓜蒌子之类治之，痞在上者，加海藻、昆布，痞在下者，加海石、槟榔。夫块者，块也，皮肉有块大者如拳，小者如核，不疼不肿，不红不硬，按之软，其色白，卒然发起，觉乎有形者也，此症皆因怒气不能发越，郁而成痰，积而成块也，总宜以清痰理气为要，如枳桔二陈汤加青皮、黄连、山楂、枳实、瓜蒌子之类，甚者加槟榔、海石，如在皮里膜外而结块者，用行针灸。又丹溪曰"痞块在中为痰饮，在右为食积，在左为死血，是则更不可不知者也"，然亦有胃脘食积，而或病发在中者，亦有肝气与宿食相假，而积在右者，又有气虚作痛，而或似肝积有块，不时上攻者，是诊视之际，犹当详审，自露圆机者也，如遇食积血积，此等有形之块，不可专用猛攻峻

237

伐之药，徒损其气，病亦不去，则当渐次消之，块去仍须大补也。

愚按：痞块，乃有形之物，积在本位不能移动者也，非若癥瘕，聚无定处，假物成形，散而不觉者也。痞气，否而不行则留痰而为痞也，气郁而痰随，则痰积而发块，又有疝有癖，疝者悬也，悬于小腹，癖者僻也，积于脐旁，皆因气滞血而成痰为病也，治非清痰理气不可。

治法主意：疝癖积聚以气言，痞块瘕积以痰血言，是各从其治也。

痞块主方

二陈汤

枳桔二陈汤俱见中风
加减药俱详本症。

附效方

大红丸即血竭丹
治血块血盅，一切大人小儿积痞立效。

血竭一两，真的破血　　乳香一两　　朱砂五钱，要箭头上好者　　巴豆仁四钱，去积，如枯者加一钱

将四味用乳钵研极细末，初散开及碾至自润成块，如印色一样，以磁罐或磁盒盛之，临用时看人大小、虚实而用，小儿用此药丸如麻子大，三粒，大人丸如米粒

238

大，亦三粒，俱用滚过温水送下，不用热水，热水即作痛，倘积重多年者，先用使君子生熟各三个，上午食之，下午方服前药，晚不可饮食，先置净桶一个，看药与积一同于大便泻下，其药仍在积上未动，如红药未出则是积尚未出，将温酒一杯催之，其药与积自然一同下来，如泻不止，以温粥止之，一七不可食油、盐，即断根矣。

双黄丸

大黄　蒲黄　大蓼子即水红花子　槟榔　鸡肫皮焙

上等分为细末，大人五钱，小儿二钱，五分酒调，日出时向东方，对日服，午后其痞自出。

癥　瘕

癥者徵也，气聚而成癥，发无定处也，又曰发于小腹，下上无时，发已而不知所去者，治宜散气之剂，佐以升提之药，如二陈加青皮、山楂、升麻、柴胡、香附、当归、黄芩之类。瘕者，假也，假物成形，血之积也，皆由经产之后，血行未尽，男女交媾，致使恶血阻滞其间，不能尽出，日积长大，小腹有块，疼胀不时者也，治宜破血行血之剂，如芎归加红花、苏木、香附、乌药、丹皮、白芷、炒黑干姜等剂可也。《脉经》曰"血瘕弦急而大者生，虚小弱者即是死形"。

愚按：癥瘕之症，在妇人有之，由乎气聚而血不行也。盖男女交媾之间，男子多泄，女子多闭，阴火既起，闭而不行，陷于小腹，是则为癥。癥当行气可也，又或当经之时，经行未尽，交媾阻塞，血室有伤，留而不散，是则为瘕。瘕当破血可也，又或由产后败瘀留滞，或七情气郁生痰与血相结，而后成形，外症面黄作寒热，内症闭经腹痛，得寒则发，脉多沉紧，治者须调其气而破其血，衰其大半而止，不可峻攻猛治，以伤元气，惟扶脾正气，待其渐化，古开郁正气散，以白术六分，青陈皮各七分，甘桔①各六分、香附一钱、砂仁四分、山楂八分、麦芽六分、神曲五分、茯苓五分、玄明粉六分，生姜煎服，服十帖后再吞香粉丸，香附一两、海粉一两、桃仁一两、白术五钱、神曲糊丸，陈米汤下。又有香术丸、四香散，是二丸俱能治血蛊、气蛊，坚硬如铁。香术丸，药则用木香五钱，没药四钱、桂心七钱、莪术一两、三棱一两、槟榔一两、芫花二钱、五灵脂七钱、桃仁五十、白术五钱、阿魏八钱，醋糊丸，姜汤下，每服百粒。四香散，药用木香一两、沉香七钱、乳香七钱、人参五钱、川芎一两、陈皮五钱、干姜五钱、桂心六钱、砂仁四钱、小茴五钱，亦用醋糊为丸，每服香附汤下百粒。盖攻击之药，重病病受，轻病胃气受之而先伤矣，若待其块尽而后补，则胃气之存也几希矣。

---

① 本段至此原书本无，今据清康熙四十九年庚寅（1710）周氏向山堂刻本补。

240

治法主意：癥瘕之症利气行血，调脾向导为要。

癥瘕主方

二陈汤见中风

加减药详本症。

芎归汤见鼓症

加减药详本症。

开郁正气散

香粉丸

香术丸

四香丸四方俱详本症

医林绳墨大全卷之七终

医林绳墨大全卷之八

明　钱塘方毂著

江宁周京辑

松江陈熙重刊

耳

耳属足少阴肾经之窍也，肾气充实则耳聪，肾气虚败则耳聋，肾气不足则耳鸣，肾气结热则耳脓。《内经》曰"肾者作强之官，技巧出焉"，又曰"耳为肾之候"，肾虽通窍于耳，然耳之为病，非独肾病也，亦兼少阳，治之可也，何也？肾之为脏，水脏也，天一生水，故有生之初，先生二肾，而水主之，水主澄静故能司听，又有相火存于命门之中，而三焦为之腑，每挟相火之势而侮所不胜，经所谓一水不胜二火者是也。其或嗜欲无节，劳伤过度，水竭火胜，由是阴不升而阳不降，无根之火妄动于上，则耳中嘈嘈有声，或少年妄作，或中年多劳多气，或大病后，不断房事，致令肾水枯少，阴火沸腾，故耳中亦哄哄有声，二者俱宜滋阴补肾之剂，钱仲阳曰"肾有补而无泻"，此理明矣。然经又曰"气虚耳聋，火聚耳鸣"，此气者，少阴肾经不足之气也，火者，少阳三焦有余之火也，气当宜补，火当宜泻，丹溪又曰"耳闭者，乃属少阳三焦之经气之闭也，耳鸣者，亦属少阳胆经之火痰之郁也"，气闭者，宜当清气而开郁，痰结者，宜当降火而豁痰，又有气逆壅盛而暴聋者，则宜清痰降火理气，又有体虚不足而久聋者，则宜降火养血滋阴，至若耳鸣之症，亦如是也。或者久聋难治，先用小柴胡汤清痰理气，以治其标，后用补中益气汤扶元益阴，以治其本。致使水升火降，得以平和，此治聋之大法也。至若肾虚而耳鸣者，其鸣太盛，当作劳怯而治，大病后而耳聋者，其聋气虚，当作劳损而治，俱宜补中益气汤加知、贝、玄参、花粉之类。设或耳痛者，亦有肾虚，水不能制三焦之火，火挟热而行上，致令耳内作痛，然有声嘈嘈大鸣，治宜补肾降火，用四物汤加连翘、玄参、黄柏、知母、熟地、五味、黄芩、天花粉之类。又有停耳者，耳内突生赤肉，或有脓肿是也，此由气郁生痰，内火攻冲，肿似赤肉或兼脓汁溃烂，谓之停耳，其治亦宜清痰降火，用二母汤加玄参、天花粉、黄芩、山栀、连翘、柴胡、蔓荆子之类。或有耳前跳动者，此三焦之火动也，此经多气少血，然其火动则血愈虚，而火愈盛，因络会于此也，其治又宜降火清热，用芎归汤加芩连、山栀、玄参、连翘、升麻、石膏之类。又有胆经之脉，亦络于耳，若耳后攻击作痛、作肿者，此由少阳之火，妄动于上，亦宜泻火之剂，而少佐养血之药，用宜玄参、黄连、柴胡、龙胆草、山栀、青皮、归、芍之类，自无有不安者也。

愚按：耳之为病，肾病也，盖阳主乎声，阴主乎听，如寂然，而听声必应之，此阴阳相合，气之和也。设或肾水亏弱，气不能升，火不能降，填塞其间，则耳中嘈嘈有声，谓之耳鸣，或有年老气血虚弱，不能全听，谓之耳闭，少年斫丧，阴虚不足，谓之劳聋，病后劳损不能戒守，谓之虚闭，气郁不乐，情思困倦，耳不能听，谓之暴聋，凡此数件，治当因其病而药之也。

治法主意：肾虽开窍于耳，而见症实系于手足少阳二经，气虚则宜清宜补，火盛则宜降宜泻。

耳主方

小柴胡汤见伤寒

补中益气汤

四物汤俱见中风

二母汤

知母　贝母去心膜　杏仁去皮尖炒　甜葶苈炒,各半两
制半夏　秦艽　橘红各一两　炙甘草半两

每服四钱，水一大盏，姜五片煎服。

芎归汤见鼓胀

目

《内经》曰"目为五脏之精华，一身之至要，盖应

乎五脏，而主乎肝者也"。夫两眦赤脉属心，若胬肉红起而遮盖白睛者，此心火盛也，乌睛圆大属肝，若乌睛红赤者，此肝火旺也，眼胞上下属脾，若胞烂红肿有瘟出者，此脾火起也，满眼白睛属肺，若白睛红多而有膜者，此肺火动也，瞳人属肾，若眼目无光，瞳人反背者，此肾水亏也，此目之统乎五脏，而五脏之传病于目者然也。经又曰"肝者，血之海，开窍于目"，故目惟得血而后能视，血气胜则睛明，血气衰则睛昏，睛昏则视物不明矣，所以视植物为动物，视近物为远物，不能真知，乃神光之不足也，俗呼为近视眼，又有血不足者，遇晚不见，视物矇矇焉，如网在目，俗呼为鸡矇眼，亦有目中赤白不杂，但无神光，视物不真，俗呼为青盲眼，又有名雀目者，不能正视而斜视，名反目者，不能下视而上视，二皆眸子之病也，非药可除。若夫肝热则多泪，心热则多眵，火盛则多疼，脾虚则多肿，血虚则多酸，气血则多涩，精竭则多昏，神竭则眼黑，风胜则眼痒，热胜则眼胀，火胜则眼红，湿胜则眼烂，太过则壅塞发肿，不足则涩小难开。又有拳毛倒睫，胬肉攀睛，翳膜侵珠，瞳人缩小，一由于脾多热，一由于心火盛，一由于肝郁气，一由于肾少水，此五轮之为病，由五脏之虚实而有然也，在腑为表，在脏为里，在脏者为久病，当养血而清心，在腑者为暴发，当驱风而散热，大抵治疗之法，宜用四物汤养血，而佐以治火之药，如心火胜者，加芩、连、犀角，肝火胜者，加芩、连、胆草，脾火胜者，加黄连、芍药，肺火胜者，加芩、连、山栀，肾火胜者加栀、连、炒柏，设若五脏之不足者，宜用补养之法，如气虚补气，加以参、术，血虚补血，加以芎、归，或少佐凉剂，凉辅而火自除，切不可轻用刀针，即得痊好，终出侥幸，亦不可过用苦寒之药，及冷水淋洗，恐致血凝，则成痼疾，若夫久患昏暗无光，或生冷翳，则又当滋补下元，以益肾水，如四物汤加枸杞、人参、犀角、甘菊、菟丝子之属，即风热胜者，固当驱风而散热，亦不可专用风药，必须少加辛温以散热，但前方中加以防风、连翘、羌活、蒺藜之类，如北方之人患眼，最多皆因日冒风沙，夜卧热炕，二气交争使然，又地土寒冷，多食烧炙，葱韭蒜面姜椒等物，以致内外交攻，并入于目，宜用四物汤加大黄、芒硝、黄芩、黄连、防风、连翘、羌活、蒺藜、石膏之属，或外用点洗，亦宜用辛温辛平以行之，近点药多用冰片，而冰片性大热，虽藉此拔火毒，然不知是为劫药，用之以点，多致积热入内，渐成不见，俗曰眼不点不瞎者，用此等药是也，戒之戒之。又冰麝之药，点眼即或有效，能将眼目缩成细小，久久昏暗瘴翳，不可不慎也。

愚按：目之为病，因气而发者则多涩，因火而发者则多痛，因风而发者则多痒，因热而发者则多眵，因怒而发者则多胀，因劳而发者则多沙，因色而发者则多昏，因悲而发者则多泪，因虚而发者则多闭，因实而发者则多肿。又有飞丝入目，则多胀而红，飞尘入眼，则多胀而涩，胞内发瘰则珠转而痛，拳毛倒睫则珠痒而

246

疼，元气不足则目酸而难开，血虚不足则目痒而多涩，气虚不足则羞明而多闭，气血俱虚则视物蒙蒙然而不明，气血空脱则目睛无光而不见，诸皆可医，惟气虚血少与气血两俱亏者为难治也，故治者，俱当因其症而细求之者也。若夫小儿目病亦同大人，惟疳疾、痘后、斑疹余毒，当别有法，其疳疾者，用谷精草、石决明、牡蛎、蛤粉、夜明砂、木鳖子去油各等分，每用一钱，取猪肝一块，竹刀剖开入药在纳，麻扎煨熟，连汁与食，不过十服不止，眼好疳亦全愈，是方亦可治大人青盲，若夫痘后，及斑疹余毒，前方亦妙，或用决明散，以决明子、赤芍各钱半，甘草一钱为末，蜜汤下之，再或密蒙散，用密蒙花钱半，青葙子一钱，决明子、车前子各五分为末，取羊肝掺药在纳湿纸裹好，灰火煨熟，空心食之，俱可。

治法主意：眼症必以养血为主，不可骤用风药，风胜则有动于火也，不可专用凉药，凉盛则火结难除也。故汤散则宜辛凉，点洗则宜辛热，尤须加去障扫翳之物。

目主方

四物汤 见中风
加减详本症。
决明散 详本症
密蒙散 详本症
羊肝丸 详本症

口

《内经》曰"口之于味也，皆统于脾"，盖脾热则口臭，脾燥则口裂，脾冷则口紫，脾败则口黑，脾寒则口青，脾虚则口白，脾衰则口黄，脾弱则口冷，脾实则口红。经曰"中央色黄，入通于脾，开窍于口，藏精于脾"，故口之为病，乃脾病也，或舌本强硬，或燥热糜烂，或当唇破肿，或鹅口生疮，或风热内攻作肿，或积热蕴蓄成疳，原其所因，未有不由七情所扰，五味过伤于脾者也。经又曰"阴之所生，本在五味，而脾之本宫，亦伤在五味也"，又曰"肝热则口酸，心热则口苦，脾热则口甘，肺热则口辛，肾热则口咸，胃热则口淡"，此五脏之气所统于脾，而亦寄旺于五脏者然也。若脾之为病，从五脏移热而得者，亦有之矣，殆见谋虑不决，肝移热于胆而口苦，劳力过伤，脾移热于肾而口破，相火妄动，肾移热于脾而口干，胃气虚弱，肝移热于脾而口酸，又有膀胱移热与小肠，膈肠不便，上为口糜生疮而溃烂，此五脏相移之热症也，当从其移热而治之，故丹溪以理中汤治口疮，服凉药不效者，为中气虚而不制游行之火也，河间制益胆汤治谋虑不决，肝胆气上溢而口苦者，皆从治虚火法也。

愚按：唇为口之户，齿为口之门，然口之为病而见于唇者，唇肿即口肿也，法宜清热降火，用芩、连、玄参、连翘、山栀、花粉、石膏之类。又有口燥裂痛者，

248

由脾胃之火邪蕴蓄中焦，或食辛热之物太过，遂使口燥裂痛，治宜通泄脾气，降火理邪，如黄芩、黄连、山栀、大黄、玄参、花粉、连翘、生地之类。又有口内生疮而作痛者，或因忧思劳苦，夜不得卧，日不得安，起居失宜，不能静养，以致心脾火动，口舌生疮，饮食难入，喜寒饮而恶热也，治宜降火清热，用归、芍、生地、芩、连、贝母、花粉、连翘、玄参之属，此治脾火之药也。如上文之病寒兼温，之如赴筵散之类，风兼散，之如消风散之属，热兼凉，之如凉膈散之类。设若脾虚不足者，法宜温补，用二陈汤加参、术、炒黑干姜、黄连之属。若七情郁结，以致浮游之火上行口齿，宜二母汤加玄参、花粉、芩、栀之类。如积热成疳，当清热凉脾，又从而消导之治，宜黄芩、黄连、厚朴、香附、山楂、神曲、白术、槟榔之属。如五脏移热于脾，当从其所移而治之，不可又损其脾也，但脾虚而受所移，则又当补脾而清热。余章傲①此。

治法主意：口病应乎脏腑，俱统于脾，凡七情六欲五味，皆能致病也，治当因病而求之。

口主方

理中汤见中风

河间益胆汤

治谋虑不决，肝胆气上溢而口苦者，神。

---

① 傲：同仿。

人参　炙甘草　黄芩各一钱　茯神　苦参各七分　远志一钱　官桂半分

水煎服，乃从虚火治也。

赴筵散

治赤白口疮神效。

黄柏　青黛　密陀僧

各等分，上为末，干贴疮上。

消风散①

荆芥穗　炙甘草　陈皮　厚朴　藿香　蝉蜕　人参　白僵蚕　茯苓　防风　川芎　羌活

水煎服。

凉膈散

治实热，喉舌肿痛，便溺秘结。

大黄　朴硝　甘草　栀子仁　黄芩　薄荷叶各一两　连翘

上为末，每服四五钱，竹叶、蜜少许煎服，仍量加减。

二陈汤见中风

加减详本症。

---

① 消风散：原书未载用量，今据《太平惠民和剂局方》补出：荆芥穗　炙甘草　羌活　川芎　白僵蚕　茯苓　防风　蝉蜕　藿香　人参各二两　陈皮　厚朴各五钱。

二母汤

治七情郁结，虚火上行口齿。

知母　贝母去心膜　杏仁去皮尖，炒　甜葶苈炒，各半两　制半夏　秦艽　橘红各一两　炙甘草半两

每服四钱，水一大盏，姜五片，煎服。

鼻

西方白色，入通于肺，开窍于鼻，盖鼻者，肺之窍也，十二经脉气之宗也。经又曰"肺为诸脏之华盖，其气高，其体燥，其性恶寒又恶热也"，是故好饮之人，热酒用多，非唯肺脏有伤，亦且郁热久蓄，则见于外者而为鼻渣红赤之症，得热愈红，得寒则紫，此为热极似水之象也，治宜山栀、凌霄花之类。又有触冒风邪，寒则伤于皮毛而成伤风鼻塞之候，或为浊涕，或流清水，治宜先解寒邪，后理肺气，使心肺之阳变通，而鼻息之气顺利，则香臭自闻矣，如桂枝汤、参苏饮之类，量其时令而与之。又有清涕久而不已，名曰鼻渊，此为外寒束而内热甚也，《原病式》曰"肺寒则出涕，肺热则鼻干，出涕谓之鼻渊，鼻干谓之鼻燥"，当为清寒散热，寒宜败毒散，热宜防风通圣散，或宣明防风散之类，若久不止，必成衄症。又有胆热移于脑，则浊涕下流，而为脑漏之症，其涕出臭不可闻，宜以清热凉膈，如芩、栀、玄参、花粉、黄芪、连翘、升麻之类，然不若囟门

中灸之，立止。亦有肝移热于脑则迫血妄行，而为鼻衄之症，其血出不能止，此宜以养血凉血，而先于手之中指上节以红线扎之，立止，次以犀角地黄汤服之。或有鼻内生息肉，乃为鼻息不利之症，宜当点去息肉，用硼砂、雄黄之属。鼻内生痛痔，乃为鼻窍不通之症，宜当散去痛痔，用辛夷、连翘、金银花之类。大抵鼻为肺之窍，除伤风鼻塞之外，皆由火热所致，俱用清金降火可也。治以芩、连、山栀、生地、玄参、连翘、花粉、麦冬之属。又有鼻内酸疼而壅塞不利者，此由肺气空虚，火邪内攻，有制于肺，故作酸疼，治亦宜清金降火，而酸疼可立除也，用玄参、天花粉、黄芩、天门冬、桔梗、山栀、桑皮、杏仁之类。又有胃之络脉亦系于鼻梁，若鼻梁作痛者，不可专于肺论，亦因胃火之所动也，治亦宜清金之剂，兼降胃火，如芩、连、山栀、玄参、连翘、辛夷、石膏之属。

愚按：鼻者，肺之窍。喜清而恶浊也。盖浊气出于下，清气升于上。然而清浊之不分，则窍隙有闭塞者焉，为痈为痔，为衄为涕，诸症之所由也，在治者须以清气为主，降火兼之，因其肺本属金而畏火者论之，则治之无不明矣。若夫气虚之人，气弱不能上升，则鼻常塞滞，所谓九窍不利，肠胃之所生是也，多服补中益气汤自通。亦有痰火郁结上焦，则玄门闭密，而鼻不闻香，口不知味，亦由人气弱不能上冲，浊气得以擅权。是虚为本，而痰火为标也，亦当以补中益气加升麻，诸风药引上行，兼用清上化痰开窍，丸药自利，此吾屡用

252

之而验者。

治法主意：肺主气，开窍于鼻，鼻之为病，肺病也，治当以清气为主。

鼻主方

桂枝汤

参苏饮俱见伤风

败毒散见伤寒

防风通圣散见伤风

宣明防风散

治鼻渊浊涕不止，久而不已，必成衄。

黄芩　人参　甘草炙　川芎　麦门冬去心，各一两
防风半两

上为末，每服二钱，沸汤调，食后服，每日三服。

犀角地黄汤

治大热，血积胸中，鼻衄之症。

犀角　大黄各一钱　黄芩三钱　黄连二钱　生地黄四钱
水二钟，煎一钟，食后服。

补中益气汤见中风

去鼻中息肉散详本症

咽　喉

　　咽者，咽也，咽所以咽物，喉者，候也，喉所以候气。咽则按三脘[①]以通胃，喉有九节，通五脏以系肺，虽曰并行，各有司主，以别其户也。盖咽喉之症，皆由肺胃积热甚多，痰涎壅盛不已，致使清气不得上升，浊气不得下降，于是痰热之症见焉。其壅盛郁于喉之两旁，近外作肿，形似飞蛾者，谓之乳蛾，其症有单有双，发于喉旁，红肿有脓头起，尖似乳，色白似蛾，一边有者，谓之单乳蛾，两边有者，谓之双乳蛾，或曰在左者，肺病，因气之所得也，在右者，胃病，因食热毒之所使也，肺病者，当用黄芩、山栀、贝母、天花粉、玄参、连翘等剂，胃病者，当用大黄、芒硝、玄参、天花粉、贝母、黄连、连翘等类。其或差小者名曰闭喉，痰盛者名曰喉痹，二者之发，咽门肿闭，水谷难入，痰涎壅盛，危似风烛，先以醋合口内，去其风涎一二碗，然后用以吹药，化尽老痰，如硼砂、冰片、玄明粉之类，以开其闭。设或结于喉下，复生一小舌者，名曰子舌、重舌，结于舌下舌旁为之肿者，名曰木舌、胀舌，热结于咽喉，肿绕于喉外，且痒且麻，又胀又大，名之曰缠喉风，治宜防风通圣散之类，或大承气汤及雪里青

---

　　① 按三脘：商务本作"接三脘"，当是。

草药皆可，亦有暴发暴死者，名之曰走马喉痹，其名虽殊，火则一也。夫少阴君火，心主之脉，少阳相火，三焦之脉，二经之脉并络于喉，故经云"一阴一阳，发为喉痹"者，此也由乎气热内盛，盛则为结，结则肿胀，肿胀既盛，喉则闭塞不通，有死之兆也，然此皆君火之所为也，相火之所使也。经曰"甚者从之"，又曰"龙火者，以火逐之"，故古人治喉等症，悉用甘、桔调之，使缓其气，而可治火也，或用甘草、薄荷、白矾为末，井花水调谷，先去其痰，待后可用硼砂、冰片、玄明粉、甘草、白矾等药为细末，吹入喉中，坠火清痰亦妙。

愚按：咽喉之症，未有不由肺胃二经为病也。盖肺主气，阴阳自相流行，此为生生不息之所，神机动作之处，物我莫不由之而寄生也，惟夫嗜欲无节，劳苦奔驰，或暴怒不舒，郁结生痰，致使阴不升而阳不降，水无制而火不熄，金被所伤，则咽嗌干燥，火热壅盛，肿胀生疮，近于上者，谓之乳蛾、飞蛾，近于下者谓之喉痹、闭喉，近于舌本者，谓之木舌、子舌，近于咽嗌者，谓之喉风、缠喉风，八者之间，名虽不同，而病皆出于热也。经曰"一阴一阳，结为喉痹"，热结火盛，疮肿易出，疮发喉上，肿发喉下，疮可出血，治之而易，肿则作胀，治之为难，大率气之结者，非辛不能散，热之盛者，非凉不能除，必用薄荷、冰片之辛凉，胆矾、玄明粉之酸寒，硼砂、青黛之苦涩，研为细末，吹入喉中，含咽之间，热能可散，闭能可开者也。

治法主意：凡遇喉痹，清痰降火可除。肿胀胞瘟，刺血泄气自可。

咽喉主方

防风通圣散_{见伤风}

大承气汤_{见中风}

附效方

加味凉膈散

治实火蕴热积毒，二便闭塞，风痰上壅，将发喉痹，胸膈不利，脉弦而数。

黄连　荆芥　石膏　山栀　连翘　黄芩　防风　枳壳　当归　生地　甘草　桔梗各等分

薄荷、白芷、细茶为引，水煎服，或为细末调服亦可。

古荆黄汤

治同前。

防风　荆芥　薄荷　桔梗　黄芩　甘草

姜三片，水煎服。

防风通圣三黄丸

治同前。

防风　白芍　滑石　川芎　芒硝　大黄　栀子　桔梗　荆芥　石膏　麻黄　连翘　当归　薄荷　甘草　白术

256

上末之为丸，嚥化，若泄去芒硝。

加味败毒散

治咽喉风燥，干枯如毛刺，吞咽有碍。

黄芩　半夏　桔梗　薄荷　人参　独活　柴胡　羌
活　枳壳　茯苓　甘草　川芎　前胡各一钱

姜三片，水煎服，痰甚加石膏。

加味消风散

凡服前药，子服午攻，午服子攻，如呕吐咯伤，或
因食恶物，及谷芒刺涩，风热与气血相搏，肿痛者服
此。

薄荷　玄参　全蝎　升麻　荆芥　紫苏　干葛　赤
芍　桔梗　甘草

煎服。

射干汤①

治同前。

射干　白芷　当归　杏仁　升麻　犀角　甘草

水煎服。

牛蒡子汤②

治同前。

---

① 射干汤：原书未载用量，今据《外台秘要》补：白芷三两
当归二两　升麻　射干　甘草　杏仁　犀角各一两。

② 牛蒡子汤：原书未载用量，今据《证治准绳》补出：·诸药
各等分。

牛蒡子　犀角　桔梗　升麻　玄参　黄芩　木通　甘草

如无犀角，羌活代，水煎服。

麝香朱砂丸

治舌根肿。

雄黄　朱砂各等分

加麝三四厘，面糊为丸。

济生消毒饮

治时行咽痛。

郁金　巴豆　雄黄

黄蜡为丸，每服七丸。

紫梗半夏汤

治暴感风寒，则咽喉紧缩妨碍。

紫苏　桔梗　半夏　甘草

水煎服。

水梅丸

治同前。

南星　半夏　白硼　白盐　桔梗　防风　厚朴　芒硝　甘草各等分

用乌梅三个，水淹过，不酸，入药内，共为丸。

加味降气汤

治喉痹失音。

当归　川芎　木香　三棱　莪术　桔梗　黄芩　甘草

水煎服。

加味甘桔汤

甘草　桔梗　诃子　木通

水煎，入生地汁少许，此治风寒失音者。

治喉肿痛方

腊月猪胆一个，去黄水，勿洗，即装皂矾满胆，吊阴处俟干，遇喉肿，着筒吹上即愈。

治喉蛾神效方

用玄明粉吹入喉中，用井凉水噙化，咽下即时愈。

又方

用清水化硼砂三分，番木鳖去毛磨三分，含在患处，去涎即愈。

治喉闭方

用土牛膝捣汁，同人乳灌入鼻中，其痰即出。

又方①

治咽喉内生疮不破者，用药吹之，咳嗽一声，即脓出。

乳香　没药　枯白矾　五倍子烧灰　出窝蚕茧烧灰小枣一枚　人指甲炒　壁蛛窝烧灰，各一个

共为细末，吹之即破。

治一切喉痹喉癣等症名四圣丹

牙硝四钱　蒲黄　硼砂各二钱　冰片一分

---

① 又方：原文无"又方"二字，据内容加之。

共为细末，以山豆根磨水吞之三四次，待去涎，吞入蜜水，打井水一碗漱口，吞之以药，吹入患处，入以蜜水漱口，复以盐水漱口，其妙无穷。

治疱颈极验方

男妇喉下如胞大，俗名瘿瘰。龙骨象牙海螵蛸，十个猪腌用火烧，小疱只须三日好，大疱只消用七朝。

制法：龙骨火煅　象牙为末　螵蛸去粗皮，为末，各三钱，猪腌乃猪喉中食气二管之间另生一粒，或每只有三粒者，逐日取来用湿纸包，火煨干，积有十个为末，同前末共研匀，每服一钱，向东以左脚踏门槛上，服之其瘿瘰即消散矣，验过秘方。

绛雪散

治咽喉疼痛，吞物碍塞，神效。

牙硝　寒水石各五钱　硼砂三钱　朱砂二钱　冰片二分

共研为极细末，磁罐收起听用，每用少许吹入患处立愈。

治咽喉十八种病症妙方名紫袍散

石青　青黛　朱砂　白硼砂各一钱　山豆根二钱　人中白煅　胆矾　玄明粉各五分　冰片二分

共为细末，入罐塞口，急用二三厘吹入咽喉即愈。

舌

夫舌者，心之苗也，心无舌则不能通畅其声，舌非心则不能转达其理。而脾者，舌之本也，脾和则知五味，脾热则舌破生疮，脾寒则口冷而战兢，脾虚则口淡而不知味，脾衰则不能荣养其身。故经曰"心者，君主之官，神明出焉，脾者，仓廪之官，五味知焉"，乃知心脾系于舌本也。若思虑损伤心脾，或因风痰之所中，则舌卷而难言，七情之所郁，则舌肿而难食，三焦蕴热，则口结燥而咽干，心脾火动则舌粗重而口苦。又或心热，则舌裂生疮，脾热则舌结生胎，胃热则舌本强而难言，肺热则舌燥而声哑，肾热则津液竭而舌枯。又有热结于舌下，复生一小舌，名曰子舌，热结于舌本，则舌为之肿，名曰木舌，其症俱宜泻心脾之火，而滋养北方之水，如芩、连、山栀、连翘、玄参、地黄、当归、天花粉之属，或黄连泻心汤加减，或用加味归脾汤。如心脾壅热，舌本强，腮颊肿痛，宜玄参升麻汤，痰盛作渴，口舌肿痛，为上焦有热，宜清热化痰汤治之。又有伤寒验胎之法，见舌上白胎为薄粪，此里虚也，黄胎为结粪，此里实也，黑胎为黑粪，此热结也，如胎见有涎滑者生，有津液者美，若燥裂焦黑，而起芒刺者死，若无胎而舌燥者重，无一毫之津液者死，舌卷囊缩者死，下痢白胎者死，又有舌长一二寸者，死，如点冰片即收，收则亦死，以其热毒攻心也。又有妇人产后舌不收者，以朱砂末傅其舌，乃令作产子状，以二女掖之，复于壁外累盆，盍置危处，堕地作声，声闻而舌上矣，不可与舌长突出者同论。

愚按：舌属火，其性上炎，得水所制，气血和平，如无其制则舌燥而难言，涎痰壅盛则舌强而难吞津液，结䐃则舌卷而难伸，此舌之为病也，由津液之不生也，生津之法在乎滋阴，阴精上行则火自降，故曰"火无水不制，水无火不生"，治舌之法，当以降火滋阴为要也。

治法主意：治舌莫若生津降火，莫贵滋阴，虽有痰涎壅盛，苟能通津液，痰自豁也。

舌主方

黄连泻心汤见伤寒

加味归脾汤见室女

玄参升麻汤

玄参　升麻各一钱五分　甘草八分

水钟半，煎八分，温服。

清热化痰汤

治上焦有热，痰盛作渴，口舌肿痛。

贝母　天花粉　枳实炒　桔梗各一钱　黄芩　黄连各一钱二分　玄参　升麻各七分　甘草五分

水煎服。

脱　肛

脱肛者，肛中脱出，若卵黄之不收者是也。凡诸物之所生，有脏而无肛，惟人有脏而有肛，盖人之生，直

262

立而肛在下，肛之开闭，由卵黄在内之关闭也，否则无以内关其元气，则糟粕粪屎不知其所来矣，气血何以由之而得存乎？今而脱出，皆由元本空虚，大肠亏损，气血不能固守关门，无所收纳，致令便结不通，努力挣下，或大或小二三块，有似无白去壳之卵黄，治宜大固元气，而兼升提之药，如补中益气多服自可。

愚按：经云"出为虚，入为实"，肛门之脱，由虚无疑，此惟以大剂参、术、芪、草，加制升麻、柴胡治之，则可补提元气，不使下陷者也。

治法主意：脱肛，元虚之谓，当为大固元气，切不可围药伤损，伤损则溃烂难收。

脱肛主方

补中益气汤见中风

附效方

提肛散

治气虚肛门下坠，及脱肛便血，脾胃虚弱等症。

川芎　归身　白术　人参　黄芪　陈皮　甘草各一钱
升麻　柴胡　条芩　黄连　白芷各五分
水煎，食远服。

痛　风

夫痛风者，四肢重坠，通身疼痛，不能动移，如动辄痛者是也。此因阴血虚弱，不能荣养百骸，以致经络空虚，腠理不密，风湿入内，邪正相搏。如遍体缚扎不行，周身重滞不舒，振之即疼，动之就痛，此风湿之为症也。有火，有痰，有血虚，有瘀血，热甚则痛，湿甚则肿，法宜祛风清湿，而兼养气和血之药，使正气复而邪自退，风湿清而痛可止，初用苍朴二陈汤，加当归、牛膝、防风、防己、黄芩、黄柏、羌活、独活之类，次用当归拈痛汤，大加清热之药自可。如血虚，补血滋阴，四物加知、柏之类。瘀血散血，宜芎、归、赤芍、桃仁、红花之类，此丹溪之大法也。

愚按：痛风之症，此湿热之症也，宜当清热为要，又不可作风治，大率凉血祛风，而用血中风药，则治之无不验也，宜用当归、川芎、秦艽、独活、续断、连翘、黄连、黄芩、生地之类，如上部痛，宜兼发散，二陈、二活、防风、苍术、酒芩、薄、桂、灵仙，姜葱微汗，而弱人则忌用灵仙，如下部痛，宜分利小水，四苓散加防己、木通、牛膝、黄柏、苍术、归身，而胃弱则忌用防己，若遍身疼痛，则以活血丹与四物苍术各半汤，用治如神。

治法主意：上身痛者，宜降火清热，下身痛者，宜清热利小便，一身痛者，宜养血兼清热是也。

痛风主方

苍朴二陈汤见风寒

当归拈痛汤见脚气

滋阴四物汤

四苓散见霍乱

活血丹

熟地黄三两　当归　白术　白芍药　续断　人参各一两

末之，酒糊丸如桐子大，每服百丸。

四物苍术各半汤

即四物汤与苍术各半同煎，服上活血丹。

历　节　风

夫历节者，遍体肢节作疼，难以转动者也，又曰风入骨节，或肿或痛，不可屈伸，不可动移者也。此因元本空虚，风湿相乘，入于腠理，欲出不出，转动之间，邪正相搏则痛之而隐入骨髓也，故曰白虎历节风。治宜祛风养血之剂，如四物汤加防风、防己、羌活、独活、威灵仙、桑寄生、虎骨、黄柏之类。

愚按：风湿相搏而为痛，风湿热相搏而为历节风。历节者，历于肢节而作疼也，痛风者，痛于周身而难转移也。周身作痛，多主乎湿，历节作疼，则属乎风，虽主乎湿，然治湿而用燥药则痛尤甚，虽属乎风，然治风而用风药则热不除。大率此症由血虚而风湿乘也，湿自热化，风从热生，不若治风先治血，而与养血之剂，佐以血中凉药而调治之，则血可实而风自出矣，热可清而湿自无矣。盖风为标，热为本，湿为根，热为源，诚能治其本源，自无不验也，凡用之剂，当用痛风后赘之方可效。又有气血凝滞经络不行而致痹痛者，则宜舒筋散，一名通气饮子，一名五痹汤，方用片子姜黄、炙甘草、羌活各二钱，去皮海桐皮，去头当归，赤芍药、白术各一钱，姜三片，煎熟入磨沉香少许，其效如神。若老年举动筋痛，是血不能养筋也，名筋枯不治，如欲药则惟以四物汤主之可也。

治法主意：风湿二字皆从热化，当言其热，而不可又言其风湿也，必以养血凉血之药佐之。

历节主方

四物汤 已见中风

附效方

防风汤

治风气胜，上下行走掣痛者是。

防风　甘草　当归　赤茯　杏仁 去皮炒熟　黄芩　秦艽　葛根　羌活　桂枝

各等分，水煎服。

舒筋散

治臂痛不能举，是气血凝滞，经络不行所致。一名通气饮子，一名五痹汤，其效如神。

片子姜黄　赤芍　白术　海桐皮去外皮　当归各一钱
羌活　甘草炙，各五分

姜二片，水煎，药热磨入沉香少许，温服。凡腰以
上痛食后服，腰以下痛食前服。

医林绳墨大全卷之八终

医林绳墨大全卷之九

江宁周京辑

松江陈熙重刊

妇人调经

　　妇人得阴柔之体，以血为本，盖阴血如水之行地，阳气若风之旋天，故风行则水动，气畅则血调，此自然之理也。经云"二七而天癸至，任脉通，太冲脉盛，月事以时下，交感则有子"，其天癸者，天一生水也，任脉通者，阴阳之通泰也，太冲脉盛者，气血之俱盛也，何谓月信，月者，阴也，信者，实也，对月而来，应时乃合，常度参差，则曰不调，如调则百病不生，故经曰"血调气和，有子之象"，否则逆之，诸病蜂起。盖妇人内伤外感，一切疾病，俱同男子治法，惟月经、孕产、崩漏、带下，则所治不同，然缘妇女性情中和者少，偏拗者多，稍不如欲，强者忿怒于色，弱者忧思于心，郁结日久，血因凝滞，妄生诸症。今之治者，不究病源，漫投四物之剂，而曰妇以血生为主，不知妇女病根于心，成于气，气行则血行，气滞则血滞，不先调气而徒益血，血愈停积，以致发热疼痛，渐以尫羸，厥有由矣，根本所在，须知心为荣卫之主，心气郁结者，宜调心血，通心经，而血自行。又脾胃为气血之运，饮食劳倦，损其中气，则血亦不行，或行之而间断，又宜补养脾胃，而气血自生自运，仍以开郁行气为要，郁开气行，诸病自解矣，若其心调脾旺，察其果有血热、血少、血枯、血寒、血虚等症，而后为之行血通经，用四物加减焉。有如经水不及期而前来者，血热也，宜四物汤加黄芩、生地、白术、阿胶。过期而来者，血少也，宜四物加参、术、香附、红花、牛膝。闭而不来者，血枯也，宜四物加参、术、续断、金银花。淡者，痰多，宜二陈加归、芍、白术、枳壳、黄芩之类。紫者，热胜，宜四物加丹皮生地、芩、连之属。热极则黑，调荣降火，宜四物加柴、芩、生地、蒲黄、童便之属。经过作痛，虚中有热，宜四物加参、术、阿胶、生地、黄芩。行而痛者，宜四物加香附、泽兰、红花、桃仁，此血实也。不行而痛者，宜二陈加香附、芍、归、续断、牛膝、黑干姜，此血寒也，甚者去香附，加官桂。经行而过期痛者，宜四物加参、芪、姜、桂、牛膝、续断，此血虚也。在治者存而思之，乃调经不易之大法也。若古方用耗气破血而调经者，岂宜也哉？且太冲者，气也，任脉者，血也，血气调和，由于冲任之升降，气升则血升，气降则血降，若耗其真气，则血无所施，血病自此生矣，若破其血室，则血无所附，气病自此生矣，所施若此，望其调乎。又有伤寒病，不当行经而经行者，此热入血室也，宜以和解，少佐养血之剂，如小柴胡汤加当归、川芎、炒黑干姜、香附，治之使邪从血解可也。又或平日行经之时，不戒暴怒，有损冲任，不远色欲，有伤血海，又或兼以抑郁，则宿血必走腰胁，为胀为痛，注于腿膝，为酸为软，遇新血击搏，则疼痛不已，散于四肢，则麻痹不仁，入于血室则寒热不定，或怔忡而烦闷，或谵语而狂言，或涌吐上出，或下泻大肠，此皆因六欲七情之所致，而寒热温凉之失调也。治疗之法，如心气拂郁，宿停经候者，以归、芍、川芎、香附、续断、牛膝以治之。瘀血蓄积，散于四肢者，以大调经散行之。湿热阻经者，以苍术二陈开之。潮热者，以逍遥散清之。入室，寒热谵语者，以小柴四物主之。久而盛者，玉烛散下之。涌上吐者，治宜经行血顺自可，用四物加童便服之。苟能如此调经，不但病免，而孕育亦可多望矣。

愚按：经水之行，当用热而不可用寒，寒则稽留其血，使浊秽不尽，带淋瘕满所必成矣。惟当于经行之时，食之以热，用之以温，禁生冷，避寒凉，远房室，勿郁结，则诸病俱不能生焉。若夫经来阵痛者属血实，四物加黄连、香附、红花、桃仁、玄胡、丹皮。经后作痛者属血虚，而气不运，四物加参、芪，挟寒加干姜。经前潮者，血虚有滞，逍遥散加丹皮、玄胡、桃仁。经后潮者，同血虚有热，逍遥散加柴胡、丹皮、生地，此俱治经之良法也。

治法主意：经行不可用寒，经闭不可用补。

270

调经主方

四物汤[①]

妇人以阴为主，是以月事不调，宜以此方用治，随其寒热虚实，而斟酌加减。是方也，当归、芍药、地黄皆味厚之品，味厚为阴中之阴，故能益血，析而论之，当归辛温能活血，白芍酸寒能敛血，熟地甘濡能补血，又当归入心脾，芍药入肝，熟地入肾，川芎则彻上彻下而行血中之气者也，此四物汤所以为妇人调经之要药。

当归酒洗　白芍酒炒　川芎　熟地

二陈汤见中风

理一身之气，燥一身之痰。

小柴胡汤见伤寒

能治热入血室。

大调经散

苍术二陈汤即二陈加苍术，能除湿郁。

小柴四物汤即小柴胡合四物

逍遥散

乃清肝和血之剂，妇人肝经血分中有风有火，口燥咽干，发热盗汗，皮肤搔痒，小便涩滞，悉皆治之。

---

① 四物汤：原书未载用量，今据《太平惠民和剂局方》补：诸药各等分。

当归　芍药　白术　白茯　甘草　柴胡

水煎服。

玉烛散四物合承气

崩　中

经曰"阴虚阳搏，谓之崩"，丹溪曰"妇人崩漏者，皆因劳伤过极，有损冲任，则气血不能约制其宜，忽然冲逆而来，故曰崩中暴下，此其症"。有因产后不禁男女，致伤冲任而来者，有因好食生冷，阻滞恶露，凝结而暴下者，有因临产恶露不来，阻滞包络而一时崩中者，有先产而后崩者，有先崩而后产者，有当经不行，遇气阻格若孕而成崩中者，有妊娠劳伤气力而大崩者，有年大气血衰弱，经脉不调，忽然而崩者，有年少情欲不遂，思伤心脾，过极而作崩者，有中年情欲过多，损伤冲任，经络阻滞而崩者，故其恶露一来如水，势不可遏，故曰崩中。此由血气俱虚之故，治宜大补气血为主，如四物汤加人参、炒阿胶、炒荆芥、炒地榆、炒艾叶，临服加童便妙。

愚按：心主血，肝藏血，脾理血，若崩中者，皆因心火亢甚，以致肝不能藏血，脾不能理血，何也？出纳之道废，由是子能令母实，相火遂挟心火之势而相煽，所以血脉泛溢，错经妄行也。其始则由于忧愁思虑伤心，恚怒气逆伤肝，饮食劳倦伤脾，心伤则思而气结，

272

肝伤则逆而不舒，脾伤则行而不止，故有崩中之症也。治宜大和脾气，清理肝气，调摄心气，使血有所归，而心有所主，肝有所藏而脾有所理，然后崩可治，而血可止。临症之时，最忌彷徨恐惧，必要安心静养，调摄肝脾，服童便使阴有所附，炒黑姜使阳有所归，配四物而养血和血，元虚者可加参、术，血运者可加酒炒黄芩，或者以火醋烹面收敛正气，此俱治之不易之法也。至如脉大者难治，冷汗出者难治，面青舌青者不治。

治法主意：崩中之药，补养脾胃为主，切不可用寒凉之药，虽用黄芩、蒲黄、荆芥、香附，炒黑方可。

崩中主方

四物汤见调经

二灰散

黑驴粪阴阳瓦焙存性　血余灰

二味各一钱五分，用火酒调下，崩漏即止，屡试屡效。

柏子仁汤

治忧思过伤心经而血崩者。

茯神八分　土归一钱　鹿茸八分　川芎八分　阿胶六分
续断六分　香附六分　远志四分　甘草四分　柏子仁四分

枣子煎，空心服。

五灵脂散

治崩漏初发遽止，便有积瘀不止，又恐昏晕，必服五灵脂末，五灵脂炒尽烟，酒下一钱，其性能行能止，然后分虚热，用调和血气之剂二三帖，再单服灵脂末，去故生新，末则服四物加干姜以固之。

乌沉汤

治悲哀甚，则胞络绝，阳气内动，发则心下崩，而血亦流。

川芎　当归　白芍各一钱　香附　乌药各八分　甘草　陈皮各五分

水煎服。

带　下

夫带下者，此湿热之邪聚于胞络经脉而然也，其症皆因不善养生，或值经水之来，恣性妄食生冷之物，或将凉水灌口净手，稽留恶血，凝滞不行，或行之不尽，即继之以房劳，有伤心肾，使经血蓄于下焦，留结不散，或因浊气郁结胃中，积有湿痰，于是小腹作痛，赤白从带脉而下。然带下白者，乃湿热伤于气分，宜以理气清热，用香附、柴胡、青皮、白术、当归、生地、官桂、玄胡之属，热甚者加酒炒黄芩。带下赤者，乃湿热伤于血分，宜以清热凉血，如归、芍、炒蒲黄、生地、丹皮、牛膝、黄芩之属。如因清气下陷而成带者，必四肢无力，法宜补养正气，而兼升提之药，用补中益气汤加以香附、条芩、肉桂。俱宜断却厚味酒面煎炒。或肥人多湿痰，当为导痰，瘦人多热，当为养血也。

愚按：带下者，古人谓带脉系于腰肾，如带之盘桓，故曰带下。旧方用羌、独活为君，归、芪、苍为臣，升、柴、防风为佐，藁本、蔓荆、甘草为使。然吾尝验之于妓者之家，当经之时，日服花椒三五十粒，连吞三口，经亦止矣。带下之症并不见，有可见血热则行，所行既速，则恶血难留，安有得滞而为带下者哉？此理可明，则治之亦可想而见矣。近之医者，以为湿热，概用寒凉治之。非惟加病，亦且郁遏恶血，反成不可治之症，则治者当善详之。

治法主意①：缺。

带下主方

补中益气汤见中风

附效方

硫麦丸

治妇人白带如神。

硫磺一两，炒　荞麦面一两，炒　牡蛎七钱

共为丸，空心酒下。

---

① 治法主意：原缺，今据商务本加"芎、归、白芷、牡丹皮、香附、红花同桂施，少加青皮为佐使，浑身疼痛尽皆除"，但恐为错简，姑录之。

赤白带神效方

棉花子半斤，烧存性，取一两　柏子一两，烧存性，取三钱

上二味共为末，空心淡酒调服三钱，神效。

治白带神效丹方

白果肉四两　硫磺末一钱

上二味同炒熟，去黄不用，将熟果肉空心盐汤嚼下，服数粒即止，不见白即愈也。

秘验带下丸

芡实粉二两　白茯苓　赤石脂煅　牡蛎煅，酒淬　禹余粮煅，各一两　石灰风化，八钱　好醋一盏，拌和前末晒干，再捣筛过

用糯米煮粥，和捣为丸，梧桐子大，空心米汤下五十丸，加至六七十丸。

胎　前

经曰："调理妊娠，清热养血"，又曰"胎前无实，宜以补养为主"，丹溪则云"清热者，非用苦寒等药，但补药中而少兼凉血之剂"，此盖恐血热则行也。又不可因胎前宜补，而妄用艾、胶香燥助火消阴之剂，致血热妄行则有半产漏下之患。若夫胎遇漏下者，此属血虚之症，亦当用补，然宜凉补，可清而不可热，宜用四物为主，加以黄芩、参、术、阿胶。若胎漏不止，宜用四物去川芎，加生地、条芩、地榆、阿胶、参、术之类。

至若胎动者，属气虚，故胎不自安，时时而动，宜当安胎为要，用以四物汤大加参、术，虽有腹痛，佐以香附、苏梗。如其胎动，有因伤损不安者，又须四物去川芎，加术、芩、香附为主，如心血不足者，加山药、枣仁，如因怒气伤肝，触动胎元不顺者，少加砂仁、枳壳、厚朴，如气血虚弱，不能荣养胎元，致动而不安者，四物去川芎，加参、术、阿胶、山药、黄芩，其人身体如素羸弱太甚者，宜本方中加大补气血之药，如参、芪、白术、阿胶、杜仲、炒黄芩，又有腹胀胎不安者，可加腹皮，气胜胎不安者，可加枳壳，如得胎二三月不安者，宜加苏梗，四五月不安者，宜加砂仁，七八月不安者，宜加枳壳，九十月不安者，不必再安其胎，当从其病而调治。然胎动最忌腰痛，或腰痛，宜急用固胎饮，加杜仲、续断，此皆调理胎前之活法也。若夫子烦、子肿等症，随四物而论之。子烦者，宜清宜补，加人参、麦冬之属。子肿者，宜散宜清，加枳壳、腹皮之类。子嗽者，宜敛宜降，加麦冬、五味子、条芩之属。子呕者，宜温宜补，加白术、香附、厚朴之类。子淋者，宜凉宜补，加黄芩、生地之属。子悬者，宜补宜养，加人参、阿胶之类。若由气血不和，脾土虚弱，不能运化精气，致使食积生痰，痰生热，热生风者，宜以清气养血，健理脾胃为主，而诸症自可调也。

愚按：胎前无实，宜以补养为先，故安胎之药必须用补。盖以一人之元气为二人之运用，非补不足以安养胎气也，宜用归、芍为主，参、术佐之，欲其清气，少

277

用香附，欲其凉血，加以黄芩，不可枉施宽胎之剂，而佐以补中之药，医者共谨之。至于临产催生，当分寒热，夏月热产，血散气沸，宜五苓散加葵子为要剂，冬月冻产，血凝气滞，当令房中火暖催生，以五积为要剂，今人催生不分寒热，例用一方，良可哂也[①]！

治法主意：胎前无实，宜以补养为先，即有他症，毋犯胃气与上二焦，不可汗下及利小便，是之谓三禁。

胎前主方

四物汤 见调经

固胎饮

治胎气不安，或腹微痛，或腰作痛，或饮食一不喜[②]，宜服此方。

白术　当归　白芍　熟地各二钱　人参　川芎　条芩陈皮各五分　甘草　砂仁　紫苏各二分

加姜二片，水煎服。

催生主方

夏月五苓散 见中暑

冬月五积散 见上

---

① 良可哂也：讥笑意，《论语·先进》：曰"夫子何哂也?"曰"为国以礼，其言不让，是故哂之。"

② 饮食一不喜：恐当为饮食不喜。

278

附效方

砂香饮

治七八个月心腹疼痛异常者。

砂仁　木香　桑寄生各二钱　香附　白芍　当归　槟榔各八分

煎服即愈。

束胎散即达生散

妊娠临月服之易产。

人参　陈皮各五分　白术　白芍各一钱　当归全用，一钱　甘草炙，二钱　紫苏五分　大腹皮三钱

水煎临产服。

诗云"诞弥厥月，先生如达"，先生，首生也，达，羊子也，羊子易生，而无留滞也，故先医以此名方，然难产之妇，多是血气虚弱，故营卫涩滞，是方也，参、术、甘草以益气，归、芍以益血，紫苏、腹、陈疏其滞气，血足气顺，则其生也，犹夫达矣。

圣佛催生散

治浆尽胎干，产难急痛者。

川芎二钱　当归三钱　益母草二钱　制香附二钱　陈皮二钱　冬葵子七十粒，炒，研细，以酒调泥，俟药热冲入，温服。

安胎万全神应散

治孕妇三月前后，或经恼怒，或行走失跌，损伤胎气，腹痛腰胀，一服即安，虽见血一二日，未离宫者，

加一剂自安，倘先三四五月内，已经半产者，将及前月分，略觉腰骨酸胀，忙服一剂安之。遇此必安，万全秘传，屡经试验，不可加减，百发百中。

当归酒浸，一钱　川芎六分　白芍炒，七分　熟地姜汁浸，八分　白术一钱　黄芩一钱　黄芪蜜炒，七分　杜仲七分　砂仁五分　阿胶六七粒　茯苓七分　甘草三分

胸前作胀加紫苏、陈皮各六分，白带或红，加阿胶多加、地榆一钱、艾叶七分，见红加川断续一钱，糯米百粒，酒水各一钟，煎八分空肚服。如痛急将铜锅煎一钟即服。

聂久吾治临产久不下方

当归三钱，酒洗　大川芎二钱　大腹皮洗极净，姜汁拌，一钱　枳壳去瓤炒，一钱一分　紫苏一钱二分　香附去毛炒，一钱二分　甘草五分

单水煎服，服此停一时，立产。久吾曰催生之方，此为神妙而稳妥。

难产夺命丹

治难产坠下，服药犹迟者。

好鱼鳔不拘多少，用香油灯火上，众手拈烧令焦色存性，碾成细末一钱，入麝香三厘，研入末内，拌匀蜡，再调服下，自然易产，如再迟阻少顷刻，一服即效。

又方

取梁上有悬挂下，屋尘垂下如绳串者，研二三分，

280

用好酒或烧酒送下，即生下矣，专治死胎并胞衣不下如神。

加味芎归散

治妇人五七日不产，垂死者服之立生，及矮石女交骨不开者，并皆治之。

龟壳一个，自死者佳，酥油炙黄色　乱发一握取生过男女妇人的，烧存性　当归尾一两，酒洗　川芎一两，取雀脑①者

共为不细粗末如粉子样一般，每服三钱，水一钟半，煎至八分，服约人行五里生胎，死胎并下，无死龟壳，琐②龟废壳亦可。

验胎法

经脉不行两三月时，用川芎末，空心艾叶汤下，觉腹内微动，是有胎也。若服后一日不动者，乃经滞也。

转胎法

治横生逆产，临产时或见手、见足，用柘树叶不拘多少，用水七八碗，锅内煮熟，连饮二碗，少顷不动又进一碗，少顷又进，连进四、五碗，其胎药气提上，自然转身顺下矣，先与产妇说明有此方决无恙，免致心慌神乱。

临产至妙法

凡产妇将满月，腹觉微痛，不可便声扬，每人家不

---

① 雀脑：《纲目》云"后世因其状如雀脑，谓之雀脑芎"。
② 琐：琐碎，细小意。

谙事妇人，入房不查时候，即多人掺扶，苦令着力，不知时候未到，用力无济，甚至横生逆产，次则将产时，母无力送下，为害不小，须要识候产门肿满方是时候，一用力即生矣。如产门未肿，纵肚痛须勉强行走，使气血流动，倘体弱倦怠，痛不能忍，即卧床无妨，但用一大枕放在两腿之中，令其开而弗闭，或坐在尿桶上尤妙。

取胞衣要诀

产下如胞衣不来，先将婴孩抱定，不可断脐带，用一伶俐老成女眷将右手二指紧跟脐带而上，带尽处将指向上半寸余，摸之觉有血便是。包衣逆转，盛血在内不得下，即以指连胞衣向下一捺①，其血覆，其衣自随而下，法甚简明，每见产妇衣不下，多服药，或用吐法，甚至以足挂腹者，易至丧命，小必至于成病。不知衣之不下，正为婴孩出门，脐带一扯，衣必逆转而上，污血淋下，尽入衣中以致衣渐满大，不能出夫，岂药力之所能与哉？故特书之以免此患。

无乳催乳方

猪蹄下节，四只　川山甲十七片　当归身五钱　白芍五钱　通草五钱　王不留行四钱　人参三钱　川芎三钱

浓煎，汁入酒少许饮之，外以葱椒头洗乳即下。如不用乳，用麦芽二三百，炒熟为末，分四次汤调服立消。

---

① 捺：掀，按。

产　后

经曰"产后无虚，宜以行血为要"，又曰"如无恶阻，大补气血"，夫所谓大补者，非如后人用清凉酸敛补药，但以平和温暖之剂，使血得暖以流通，其恶露自尽者也，故无血晕、血崩、呵欠、顿闷、恶露冲心之患。况且产后之血皆为瘀血，非真血也。若逆而不行，则疾病蜂起，可不慎哉。吾尝治产后不用芍药者，止恐其有酸寒收敛之性，或敛之而不行，或伐之而不生，所以初产七日之间，大忌者也。设或八九日来，酒炒用之方可。又曰"产后大热，干用干姜①"，夫产后之热，非有余之热也，或恶露不行而致热，用黑干姜，借辛温以行血也，或者阴虚生内热，用干姜温中以除热也，炒干姜性温入肾经，而能行血生血，味辛存阴分，而和血补血，故补阴药中用干姜俱此意也。又有产后之时，宜服芎归汤为要，如恶露上行加童便，恶心加干姜，顿闷加酒香附，切不可与寒凉生冷等治。设若产后二三日，头晕、身疼、发热、腹胀等症，当审其恶露行与不行之谓，若不行而腹胀、腹疼、有硬块者，必瘀血蓄积而然也，宜以温热行血之剂治之，如芎、归、姜、桂、香附、白芷、丹皮、红花、益母之类。若血行腹内无块，

---

① 干用干姜：商务本作"必用干姜"，当是。

而恶寒发热者，此系外感风寒，不宜大表发汗，亦宜温中散寒自可，以前方中加荆芥、炒黑干姜治之，如自汗者加人参，血来多者去桂、姜、四物，加炒黑蒲黄、童便之类。忽然晕去不知人事者，此血虚挟火上行而然也，先用醋蒸酸气于病者之前，以敛神气，后以补血清热之剂，以定运气，如芎、归、炒芍、白术、益母、童便之属，七日后者，加酒炒芍药，十日后加酒炒黄芩，因风寒而作者加炒黑荆芥。又产后中风，切不可作风治，必宜大补气血为主，然后清痰理气，当用四物汤加香附、参、术、陈皮、荆芥、南星之类。中风口眼㖞斜者，亦不可服小续命汤，宜服前药加秦艽、续断之类，或单用炒黑荆芥亦可。产后肿满者，亦宜调养气血为先，如四物汤加参、术、苍、朴、沉香、木香之类。产后发热乳汁不通者，宜壮脾胃，益气血，乳乃自行者也，如归、芎、青、陈、山楂、葱白、天花粉、甘草节等类。若乳膨胀作痛者，宜当内消，用瓜蒌仁、粉草节、麻黄、天花粉、葱白之类，慎勿妄用败毒之药，攻成乳痈，亦不可用凉血等剂，致生癥瘕、带下、崩中之病也，谨之。

愚按：产后无虚，则产初生之下，当以行血为要，血行不尽，顿闷、恶心、呵欠、眩晕、恶露、怆心，为祸不浅，故一日至七日，必须用芎归汤佐以姜、桂、红花、童便等味行之而复下为最妙，或用益母、童便酒煎，于将产时热服，或临产时用金银花酒煎服，能使恶血自行，随即就下，诸症不出或用砂糖、姜汁酒服亦妙。故古黑神散用芎、归、生地、姜、桂、芍药、蒲黄、甘草，无非温热可逐瘀而已。盖败血见热则行，见寒则凝也，虽有血虚之症，并不可用芍药，心脾之症，亦不可用茯苓，大热之症，尤不可用黄芩，即遇风寒，大忌发散，虚劳相兼，亦忌大补，至于八日以后，气血平复，然后用治少可也。

治法主意：产后无虚，宜以行血为要，盖血上抢心，须臾即死，故治者必先逐瘀，瘀消然后方可行补，虽有杂症，以末治之。

附产后辨疑

或问产后气血大虚，纵有杂症以末治之，又谓产后须以去恶露为主，二说孰是。余谓古人立言各有攸当，今人师古贵善变通，假如产后去血过多，有血昏作晕虚状，其脉决然弦浮大散，乃阴血既亡，阳无所依，急用芎归大剂加熟附子一钱、炒干姜五分顿服，常用醋炭法使孔窍一开，血不能冲，甚者用补虚汤，纵有滞作痛，兼用行血之药，此所谓大补为本，以他症为末也。若产后未经三、四日余，瘀卒止，腰腹疼痛渐生，潮烦、口渴、咳嗽、脸红、喉腥、二便涩秘，脉洪实而数，是乃败血停积，上冲心肺，缘平日孕时，过食酸碱炮炙热物，留蓄胃口，客于胞胎，今既分娩，胞胎一下，其热毒与血相搏，留结不行，非用莪术、玄胡、香附等药以破其秽血，何以得安？若徒知当补，不知当泻，病日益剧，死日益迫矣，此回生救苦丹，虽用大黄、苏木、红花等剂不为暴也。盖产后虽为不足之病，亦有有余之症，经云"阴中有伏阳，阳中有伏阴"是也，故不当泥产后无热，胎前无虚之说。假如胎前恶阻，少食，心腹虚胀，二便清滑，经水时下，胎动不安，此非用辛温之药，曷以起病，非胎前亦有虚乎？假如产后复得伤寒热病，潮热、烦渴、便秘，不用苦寒之剂，何以解利，非产后亦有热乎？今人但见产后六脉浮洪弦紧，便说有热，不知产后脉与别病脉不同。看产后脉，洪大是气血耗散，内无存蓄，故显是脉，如用凉剂，其脉愈加浮大弦长，妄执《脉诀》云"浮滑弦长"，命必徂吁。既不知用药之过，又不知转手之能，杀人反掌，传习谬误，终无返日，深可悼惜，故《脉诀》未可执泥过信，在人通变宜病，书此以破世俗之见。

又《奇效医述》云，予治一妇人，产后感寒入里，先清后补，得效其治法也。一妇年二十余岁，冬月产女，其未产前一、二日已略感寒，产后二、三日内，因洗手面，又感寒，身热、头痛，予用参苏饮发其汗，头痛止，而烦热连日不除，诊其脉弱，疑其去血多，内虚发热，用补中益气汤服一剂，烦热不减而有加，予思产后脉弱其常也，而烦热不除，服补不效，得非外邪入里，与男子内伤挟外感，久而入里同症乎，因用酒炒黄芩、酒蒸花粉、前胡、贝母、麦冬、桔梗、甘草、干葛、赤芍、连翘、童便、香附之类清解之，服一剂而烦热减半，服至三剂而烦热悉除，粥食如常，随用八物汤二三剂补之，而安，此妇若拘执治产后常规治之，不敢

286

用清解之药，则其热经旬不除，热久则血气焦枯，变症传风而死矣，以此知病情多端，不可执滞，随机应变，神而明之可也。予治此一妇因思古人之言，亦多有欠周匝，欠分晓，而不可尽信者，朱丹溪辈俱云产后大补血气为主，虽有他症，以末治之，若拘泥此言而不变通，则此妇断无生路矣。今备论之产后大补血气为主，此一言非不有理，然用之于无他症者则当用之，于有他症者则乖何以谓之，无他症，如产后或去血过多，或劳倦太早，以致或五心热、身热，或头重昏痛，或多汗，或偏身软弱无力，或骨节酸痛，或腰膝运转，艰难而痛，此则总是血气虚弱之症，而非他症也，此惟大补血气，则诸症自除，不必治也，亦非以末治也，何以谓之有他症，如产后或洗浴太早而感寒，或身触风凉而感寒，或口吃冷物而感寒，以致身热、头痛、四肢痛等症，则当先用参苏饮之类汙之①，发散其寒邪而后用补，如或寒邪日久未发，入里郁为热邪，以致烦燥发热，则当先用清解之剂，除其热邪，而后用补，凡此他症，皆当先治、急治，而大补血气次之，又何可以末治也，若视为末不急治，而遂用补剂，则反助邪为害，鲜不毙矣。是以从来产妇伤寒百不救一二，非独时医之拙，亦古人立法疏漏之失也，予故表而出之，以补医工之阙漏，以救妇人之危亡。

---

① 汙之：据文意，恐为"汗之"。

产后主方

芎归汤一名佛手散

治妊妇跌仆，子死腹中，恶露妄下，疼痛难生，又治临产难生，胞衣不下，及产后血晕。

当归　川芎各二钱

煎服。

四物汤见调经

参苏饮见伤风

八物汤见中风

黑神散

黑豆炒，半升，去皮　生地酒浸　当归去酒制①　肉桂去粗皮　干姜炮　甘草炙　芍药炒　蒲黄各四分

上为细末，每服二钱，酒半盏，童便半盏，不拘时煎调服。

附效方

产后发热自汗以血虚治

人参一钱　白术八分　白茯八分　粉草四分　黄芪钱半川芎八分　当归一钱

如发晕气不和加陈皮，热甚加干姜，误服凉药，腹

---

①　去酒制：恐为"去头，酒制"。

痛作泄亦加干姜，冷厥倍加参、术，甚则加附子一片，头疼腹痛本方去参、术、黄芪，加肉桂八分，脾泻本方加车前五分、苍术、猪苓各六分，口渴加麦冬、干葛、乌梅。

产后大便秘，缘去血过多，芎归汤加麻子仁。

产后生肠不收，八物汤加防风、升麻、倍酒芪，服。

产后阴户中宫脱突出，谓之阴脱，人参、当归各二钱、黄芪三钱、白芍钱半、升麻一钱，生姜煎服。

产后鼻衄，由气血散乱，不得归元，单益母丸，童便化下甚捷，如黑气如煤，是胃绝肺败不治。

益母丸

益母半斤　加当归三两　赤芍二两　木香一两

蜜丸，弹子大。

产后痢疾，四物加桃仁、黄连、木香。

产后疟疾，二陈合小柴胡，加白术。

产后离床太早，外感寒热似疟，头痛不歇，苏叶五分、人参八分、川芎六分、陈皮四分，生姜五片，煎服。寒甚者熟料五积散，热甚者黄龙汤，柴、芩、人参、甘草，切不可以伤寒法治。

室女月水不通

夫冲任之脉，起于胞内，为经脉之海，手太阳、少阴二经表里所属也。盖女子十四而天癸至，任脉通，肾气盛，经脉行，血海盈满，七情不扰，应时而下，则一月一来。若忧思太甚，积想过多，劳伤心脾，饮食失节，则多成虚损之症。在男子神色消散，在女子月水不通，何也？忧愁思虑则伤心，而血海竭矣，所以神光失散，不能发越于面，饮食劳倦则伤脾，而血源衰矣，所以诸经不能运布，而四肢痿弱且也，心伤则不能养脾，多见食而畏，脾伤则不能生金，当发成咳嗽，如是而望其经之行也，何可得也。治疗之法必为之养气血、益津液、健脾胃，使气胜血足则经自行，药宜用四物汤加参、术、丹皮、红花、香附之类。又当究其所因，或如平日经通，有因他事触犯而不来者，或因郁怒滞气而不行者，或因忧思损伤心脾而不行者，或因思想房室不遂而不行者，或因气结而不行者，或因血闭而不行者，当从其症而治之。如怒伤肝者，加味逍遥散主之，郁结伤脾者，加味归脾汤主之，思虑伤心者加味定志丸主之，肾经火动者，加味地黄汤主之。俱当考究本源，发扬心机，参而用之，此治室女调经之大法也，决不可用通经之药，有伤血海。

愚按：室女月水不来，亦有因于赋性愚浊者，盖愚则血不通，其心浊则气能郁其志，夫既心志未舒，则气血何有不闭者哉？若夫行而不来是稽迟也，阻而且闭是元虚也，虽有一月、三月之格，半年、一年之闭，此非病也，乃气血之薄也，然血足则经自来，气旺则经自行，不可擅用通经之药，有伤血室，遂使终身有不育之患也。

治法主意：室女月水不行，宜以养血为上，妇人月经不通，宜以和血为要。

室女月水主方

四物汤 见调经

加味逍遥散

当归　芍药酒炒　茯苓　白术炒，各一钱　柴胡五分　丹皮　甘草炙　山栀炒，各八分

水煎服。

加味归脾汤

人参　茯神　龙眼肉　黄芪　酸枣仁炒研　白术各二钱半　木香　炙甘草　丹皮　山栀炒，各一钱

姜、枣煎服。

加味定志丸①

加味地黄丸②

---

① 加味定志丸：原书未载药味，今据《张氏医通》补出：远志　石菖蒲各二两　茯苓三两　人参　黄芪各四两　肉桂一两，为细末，炼蜜为丸，梧桐子大，每服一百丸，空腹米汤或温酒送下。

② 加味地黄丸：又名八仙长寿丸，即麦味地黄丸。

痔漏 附肠风

丹溪曰"痔漏者，风热燥毒归于大肠也"，初则肠中下血，来如一线，上后就来，或有粪前粪后，二者不定，次则肛门掀痒，揩擦成核，沿肛肿起，出脓出血，破而为痔，设又不谨，则通肠穿破，或加恼怒，则脓水不干，日夜肿胀，空疼出血，必待食饱少可，因名之曰漏，谓漏泄津液气血也，治每多难，必须戒暴怒，远房室，少劳碌，禁姜、椒辛热发毒之物，其症漏眼自闭，若不慎此数者，朝伤暮损，脾气不能运化，大肠日加积滞，风邪湿热化为燥毒，蕴蓄肛中，故成牛妳①，成鼠妳，成鸡心，成鸡冠，成莲花，成通肠，成蜂巢，成外痔、内痔，成肠风脏毒，形虽不同，其病则一。治疗之法，治痔则宜凉血降火，如槐花、生地、归梢、赤芍、芩、连、地榆、枳壳、连翘、秦艽、大黄之属，治漏则宜泻火和血，用芩、连苦寒以泻火，当归辛温以和血，在下重坠痛者以升麻、柴胡提之，燥热拂郁以大黄、生地、麻仁、枳壳润之，疮口久烂不收者，以参、芪、归、术补之，风胜作痒者，以防风、秦艽驱之，作肿作胀者，以连翘、金银花散之，再能绝欲止怒，无有不安者也。再观痔漏之源，痔轻而漏重，痔实而漏虚，实则

---

① 妳：乳意。

292

可泻，虚则可补，痔止出血始终是热，漏出脓水，虽曰湿热治宜去风散湿，风行则热自解，风胜则湿自散矣。吾尝用槐角、黄连为末，入猪脏煮熟为丸，米饮送下，屡用屡验，其漏不疼，又无重坠，水亦少来，默然轻快，诚为好方，家常秘之，再加保养，果能一年绝欲，漏孔俱实并不发也，否则非惟又发，抑亦漏孔多出，终身之害，或者不知事体，妄施别法，用割、用烂，或用挂线之法，此但可行于少壮之时，若中年多病虚弱，反致有丧身之患也，慎之慎之。

愚按：此症在上人多有之，若奔驰劳苦之人则无此症者矣。盖上人多食炽爆酒面，膏粱肥厚之物，朝夕坐卧而不行，肠胃积滞而不散，加之色欲以陶其情，兼之忿怒以动其志，肠粪不能流利，湿热聚而成毒，所以脓水不干，便红又出，此下元之致虚也，欲其痊可必须窒欲。

治法主意：治漏必绝其欲，治痔必远其怒，欲怒不行，痔漏自可。

痔漏主方
自制脏连丸详本症

附效方

五根薰洗方
治痔初起，即已成形，俱即内消。

韭根　艾根　楮根　菖蒲根　枸杞根

用水三瓢煎至二瓢半，置镡①内先熏，候水温再洗一次即好，屡试屡验。

一套三方煎药方

一套三方，用此药治其痔，并肛再不出矣。

荆芥　防风　连翘　牛蒡子　金银花　防己　茯苓皮　大腹皮　何首乌　威灵仙　升麻　苡仁　胡麻仁槐角　地榆　玄参各等分

灯心二十节，水煎先服四剂。

一套三方洗药方

大皂角　五倍子各五钱

用水煎熏洗。

一套三方敷药方

胡连　山豆根　龙胆草　芦荟　宣黄连　川黄柏青黛各一钱　冰片五厘

共研为极细末，先将前药熏洗过，再将此药末以茶子油调匀用鹅羽搽之，数次即愈。

秘传痔漏内消丸

不问通肠等漏皆治。

棕榈灰一两　发余二两　枯矾一两　刺猬皮一个，醋炙牛角腮一个，烧灰存性　防风五钱　槐角五钱　黄连炒，一两二钱　白术炒，一两　黄芩炒，五钱　地榆炒黄，五钱　穿山甲尾八钱，土炒成珠　苦参皮一两　石菖蒲一两　猪蹄壳二

---

① 镡：古代兵器，形似剑而小。

十个，烧灰　雷丸一两　胡麻仁一两　漏芦一两　芜荑一两
青姜香五钱　象牙末五钱　乳没各三钱

共一处加麝五分，用黄蜡四两加麻油一两，和药为丸梧子大，每服一钱，日服二三次，干脓止痛，褪管生肌。

褪管验方[①]

用乌鸡一只煮熟，取两足骨，去髓入药，在内用罐封固，打火一香取出为末，以纸粥糊为条，插入管内，其管自出。药用豆浆煮过白砒六分、白矾四分、水银四分，三味合擂极细，纳骨内，入罐打火。

治漏突出方

鳖头一个，外用泥包裹，入火内煅，烟尽为度。取出去火毒为末，以鳖胆汁调敷上，神效。先以鳖汤煎荆芥洗净，始敷药，并治脱肛。

全蝎丸

治里外痔疮如神。

全蝎用水洗净，晒干火焙　蜈蚣去头足　雄黄　白矾各三钱　象皮二两，用牛油炙焦　乳香炙去油　没药炙去油

上碾细末用黄蜡二两溶化揉匀，为丸桐子大，空心每服七粒，茶酒俱可。

神验丹

此丹治二十四种痔漏。

———————————

① 褪管验方：原作退管验方，今据上文改之。

白矾二两　砒六钱

将此二味碾合一处，炼煅以色如白粉，全无气味为度，自然铜煅红醋淬为粉配八钱，同前药共研一处为主药，再加乳香炙去油、没药炙去油、朱砂各五钱、雄黄一钱、轻粉五分、冰片一分，用纸裹药面，糊为条子，先以软草心探其浅深，依浅深插入漏孔内，每日早、中、晚进药三次，待其管出再用生肌散收疤，倘或通肠者，用芫花泡浓汁浸丝穿过挂开，亦用生肌散收功。如外痔只消砒、矾、蛇含石之药，每两加雄黄一钱，干没冰片①皆不必用。

生肌散

赤石脂煅过一钱　白龙骨煅　乳香炙　没药炙　儿茶　血竭　轻粉　海螵蛸水泡过，各一分　黄丹滚水泡过，三分

共为末，如要速愈，加象皮灰、白蜡、珍珠末、冰片各二分极效。

护肛膏

如入前药恐毒水淋于两傍生小疮，先以此药护之，始上前药。

郁金　白芨　黄连

等分为细末，清水调敷肛上。

杀虫去管槐花丹

粉霜二钱四分　归尾二钱四分　血竭一钱　朱砂四钱

---

① 干没冰片：恐为"乳没冰片"。

槐花人乳拌七次，晒干微炒，一两六钱　　沉香一钱五分　　丁香

乳香　　没药　　血余各一钱　　牙皂　　大黄　　白芷梢　　陈棕

灰各二钱　　牛黄　　冰片　　麝香各五分　　木香　　儿茶各八分

　　共为细末，用绿豆粉打糊为丸，如黍米大，每服九

厘①，日进三服，用土茯苓、牙皂半枚煎汤送下。

升粉霜法

　　水银一两　　铅七钱　　硼砂　　石黄②各一钱　　朱砂　　雄黄

各二钱五分　　砒　　胆矾各一钱　　盐矾　　硝　　皂③各一钱

　　共为末，入阳城罐，如法升打取用。

天下第一方

　　杏仁十四枚，去皮尖，针挑火上烧，半生半熟　　轻粉一钱

儿茶七分　　冰片二厘

　　共为末，雄猪胆汁调敷。一方加雄黄，无冰片，三

日即愈。

冬青槐角丸

　　冬青子炒　　槐角子炒　　怀生地酒洗　　荆芥穗炒黑，各二

两　　川黄连炒黑　　川归身酒洗　　侧柏叶用茶水煮，各一两

　　上共为末，米糊加醋少许为丸，每次空心滚水吞二

钱。

---

①　每服九厘：据文意，恐为"每服九粒"。

②　石黄：即雄黄。

③　皂：皂矾，即绿矾。

疮痒

大者为疮，小者为痒，由热毒蓄于脏腑，发于肌肉为痒、为痛、为脓、为肿、为胀，《原病式》曰"痒，有头小疹也"，经曰"诸痛痒疮，皆属心火"，又曰"微热则痒，热甚则痛"，腐近则灼而为疮，虽系心火之有余，而实风湿之相搏也。盖因湿热蓄于肉理，乃生燥痒，风湿流于肌肉，乃成溃烂，风热发于皮肤，乃生疮痒。治疗之法风胜者当驱其风，热胜者当清其热，湿胜者当燥其湿，是治之之活法也，吾尝用之不验，不若以当归、芍药养血为君，黄芩、黄连凉血为佐，连翘、防己驱风为臣，生地、苦参和血为使，少加防风、白芷以达乎皮肤，天花粉、金银花以解其蕴毒，随用随效，未有不收其功者也。

愚按：诸痛痒疮痒，皆属心火，当以治火之法行之，此治病求本之说也，药无不验，若依治风治湿之论，而用燥烈之剂，是谓抱薪救火，不惟无功，后反加重，惟以凉血和血败毒之药治之，自无不渐轻渐减者。

治法主意：疮痒宜以凉血和血之药服之于内，油润杀虫之药擦之于外。

疮痒主方

养血和血驱风解毒方详本症

附效方

脓窠疥疮十剂永不生方

金银花　防风　荆芥　当归　黄芩　何首乌　苍术
黄柏各一钱　羌活　独活　茯苓各八分　白芍　枳壳　陈
皮各七分　甘草五分　升麻三分

水二碗煎八分半，饥时服，临服加热酒一大杯，或
服后饮酒亦可。

治脓窠立验方

当归一个用全，重恰八钱二分　甘草一钱二分　金银花五
钱　黄芪五钱

药共二两，水煎服，三服后全愈如前，加酒更妙。

疥疮除根方

川椒三钱，去子净炒　血竭二钱　石砒火煅　牙硝各一钱
雄黄三钱　獐脑①二钱

上六味共为细末，再用硫黄二两，用卤醋煮数十
次，候干，用火溶化，急将前药入硫黄内搅均，滴于砖
地下过一宿，去火毒，收起作大丸，如澡豆搓疮。

治大脓窠经验方

猪胆汁以鹅翎涂搽，随搽随愈。

下疳方

不用制药，凡人点眼，药有炉甘石、珍珠、冰片、

———————————

① 獐脑：恐为"樟脑"之误。

299

琥珀者，取来用金银花、地骨皮、甘草煎水洗过，搽上即愈，或少加去油乳香、没药更妙。

坐板疮方

干西瓜皮炙存性，一钱　孩儿茶五钱

以上共为末，痒时擦破搽之。

秃疮方

花椒一两　白矾二两，炼枯　硫黄二两

共研末，香油调搽。

肥疮方

血余一两　川椒一两

二味共烧存性为末，敷上即好。

内外臁疮绿玉膏方

黄蜡二两，提过　松香四两，提过　白蜡五钱　轻粉五钱
杏仁五钱　铜绿五钱　蓖麻子不拘多少，调匀

右共搋千余下，成绿色，色匀为度，磁瓶盛贮，遇患者，热水捏开贴之，先将苦茶洗净，用布缚紧，每日一洗，去药上脓，又捏开再贴之即愈。

定痛生肌杖疮膏

乳香五钱，去油　儿茶五钱　象皮五钱，煅灰为末　龙骨五钱，煅过为末　没药五钱，去油　血竭五钱　冰片一钱　牡蛎壳一个，煅灰研末，五钱

以上八味共研细末，先用麻油十二两，猪板油净四两，入砂锅内，下净头发二两，鸡子清五、六个，同熬俟油滴水成珠，入白蜡二两、黄蜡二两，烊净，再入滚

300

水泡过，飞净，黄丹二两、铅粉二两，用槐条急搅成膏，取起离火，入前细药，膏涂患处，再将油纸贴上，加棉花裹好，再用布包，毋令出气，一日一夜换洗一次，如打见骨者，再加细药渗上患处，其痛立止，不二七即行走如故矣，忌房事并诸发物。

白玉膏

治臁疮及脚腿上一切疮。

铅粉一两　轻粉三钱　白蜡　黄蜡各一钱五分　朝脑三分，冰脑更妙

猪脂调于油纸上贴之，神效，加红粉霜更易收口。

升打红粉霜方法

凡脚上臁疮及一切疮不愈者，用红粉霜少许渗于应贴膏药上，略烘热贴之，次日即收口，神验。

水银　火硝晒干　明矾要煅枯为末，各一两

共和研匀一处，再将小铁锅一个，烧去油净，以前药安入中间，上盖以圆磁碗一个，有硝的好，无硝的恐药粘，入难以取下，覆密碗弦上，用大纸捻一条，水微湿，圈围封固纸捻上，再用筛尽香炉灰，周围盖密约有半碗高，再以香匙按紧，倘打火时有些微烟气出，急将香匙又紧按碗底，常以水刷之，锅下架炭火，先文后武，打三炷线香，取起冷定掀盖，碗内刮下即成。红粉霜治各项诸疮，极能生肌长肉收口，如加盐、皂、矾各一两，同打即成白粉霜。

治汤火疮

用丝瓜花、叶捣烂敷之即止痛、散毒，无花单叶

亦可。

又方

凡遭此患不可下冷水，惟以温酒浴之，以鸡子清调黄柏末搽患处，立止痛。

附杨梅结毒受病之源用药之异论 出《医说佛乘》

夫杨梅一疮，非内因非外因，正经谓不内外因也，何言之？人之精，周流一身骨节，上彻泥丸，下通尾闾，尾闾有窍衣，状如笙簧，每交姤时欲火冲开窍衣，精从窍泄，值不洁之妇，内藏恶毒之气，乘其精出窍空，恶气鼓射而入窍衣，闭合其毒，逆上泥丸，转降断交，传入五脏，散及周身，疮始出焉。凡治是疮，当遵古道，先扶正气，次伐病邪，毒尽疮自愈矣。患者茫然欲求速效，医者图利思邀近功，过用硝、黄、巴、丑，泻伤元气，或投朱粉、水银，毒留筋骨，或点胆绿、杏霜，以闭毒门，种种霸药不能枚举，然病弱之人受此戕伐，必丧其躯，即不然而绵延日久，酿成结毒，在筋筋痛，在骨骨疼，在上则蚀顶崩鼻，在中则癣喉蛀干，在下则腐臁烂足，甚至毒流胎孕，殃及子女，仍有偏身麻木，手足拘挛，角弓反张，秽污呼号，不减阿鼻。夫医仁术也，古人用王道以生人，今人投霸术以戕世，可不慎欤。予秘得一方，求之虽甚艰辛，验之真为盖世，名曰先天一气汤，轻者二三十贴，重者四五十贴，终身废疾，不两月而痊矣，其病愈后，身肥气壮，永无后患，敬将本方次第分录于下。

302

先天一气汤

专治多年杨梅结毒，轻粉毒不收口，筋骨疼痛，昼夜呻吟，并手足拘挛，角弓反张，梅疯等症。

皂角树皮根身枝皮俱用，剉片，每斤用食盐二两半、木柴灰二两半、米醋六两、无灰好酒六两拌匀炒干，每服用药一两二钱 獖猪肉①四两　好土茯苓四两

水四碗，煎肉熟为度，取肉切碎，酒下药汁，多作二次，少作一次服，上部食后服，中部食远服，下部空心服，渣再煎，中时服渣三煎，临睡服多煎，亦可代茶，一日一贴，切莫间断服。三四贴后，或手足酸软，遍身反疼，是药追毒出之验，不必惊疑，至十贴自效，肌肉渐生，服至疮好，精神倍常。忌烧酒、牛肉、茶、房事。患者如是教门以羊肉同煎。

上部加桔梗、川芎、升麻，顶上再加藁本，面上再加蔓荆子，中部依本方，下部玉茎、阴囊加猪苓、泽泻，腿足加牛膝、木瓜、防己、薏苡仁。

又秘传仙遗粮散

专治远年杨梅风漏，筋骨疼痛，轻粉毒。

仙遗粮即土茯苓，二斤，忌铁　荆芥一两五钱　防风一两五钱　五加皮一两五钱　白藓皮一两五钱　威灵仙一两五钱　木瓜一两五钱　生地酒洗，一两　当归一两，酒洗　白芍一两，炒　白茯苓一两　川芎一两　牛膝一两，酒洗　杜仲炒去丝，

---

①　獖猪肉：獖，音坟，阉割意，见《集韵·二十文》。

一两　白芷一两　地骨皮一两　青风藤一两　槐花一两　黄连一两

共十九味，咀片，作十贴，每一贴用水一钟半，白酒一钟，煎热，疮在上食后服，疮在下食远服，渣再煎，每一日服一贴，煎二次，合为一处，使浓淡得均，分作二次温服。其药渣逐日晒干，至三贴共煎汤洗浴。初服五贴之内，疮势觉盛，乃毒气攻外，勿惧，轻者至十日内可见效，重者虽服二三十贴无妨。此药亦补元气，但要切忌房事、茶、生冷、煎炒、鸡、鹅、羊、牛、血、虾、猪蹄、首各发物、动风之物，味只用雄猪肉而已。

治杨梅疮效方

当归　蝉退　金银花　土茯苓各一两　人退即人指甲，炙过二三钱

用水煎熟，临服加麝香五厘入内，服之后，用羊肉嘎头，生酒恁醉，覆被取汗，服三次遍身出红点，此药验立愈，恐有余毒，再用全蝎洗净一两，焙干为末，用白糖一两五钱，拌匀以核桃肉四十个蘸药同吃，永无后患。

杨梅疮神方

水杨柳根三钱　细辛　木通　皂角刺各八分　当归一钱二分　土茯苓四两　水杨柳系河边小树上生子如杨梅者是

共作一大剂，生酒一碗，水一碗，煎至一碗，服之七剂全愈，十剂无有不效。

304

五圣丸

治梅疮如神。

川大黄四两，先用酒浸半日，后用酒将大黄煮烂，入后药在内，浓捣为丸　全蝎四两，酒洗候干，用阴阳瓦炙焦，研为末　赤白牵牛四两，捡净炒焦色，研为末　僵蚕四两，先去丝，用酒洗为末　蝉退一两，为末

上同大黄捣浓为丸，每日空心酒下三钱，午二钱，不过十日愈。

治杨梅疮药酒方

大虾蟆一个　大黄五钱　穿山甲二钱，用瓦炙干　金银花二钱　白芷二钱　甘草一钱

上用酒瓶将各药入内，取火酒灌满，扎紧瓶口，豆面封固，重汤煮三香取出，入土三四日，不拘时服。

肿毒 附发背痈疽对口疔疮等症

气聚而为肿，气结而为毒，肿有红肿、白肿，毒有阴毒、阳毒。白肿者伤于气，红肿者伤于血，伤气用当破气，以南星、半夏为末，鸡子清调敷自可，伤血宜当散血，以大黄、黄柏为末，猪胆汁调敷自散，设若阴毒者，附骨酸痛，转彻难移，宜以荣卫返魂汤，或蟾蜍解毒丸加官桂、木香之类，阳毒者，肌肉红肿，大便不通，未溃者，如前药敷散，已溃者，生肌托里，用十全大补汤妙。

愚按：肿毒一症，凡肿按实者可治，肿发虚者难治，肿大按如豆腐，成凹不起者不治，毒如阳毒者可治，毒如阳毒流水者难治，作痒而无脓者不治。其初起也，宜与以大剂真人活命饮以散其毒气，既则①用前法敷之，若系发背、痈疽、对口肿毒，其症多起于七情六欲，忿怒郁结，煎炙厚味，或服种子壮阳燥剂，以致腠理秘固，气盛于内，经云"气盛则火有余，火有余则痈疽生"。故痈者，壅也，疽者，阻也，气血壅阻，轻者赶于六腑，属乎阳，名痈，主面赤便秘，寒热交作，红肿高大，根清皮薄，气热炙手，昼夜疼痛，势虽凶猛，宜以性平药解散为主，重者，赶于五脏，属乎阴，名疽，根大毒沉，面色青惨，见食恶心，大小便如常，骨间隐隐而痛，肿与肉色稍异，势虽觉缓，其症阴恶，外急宜隔蒜灸之，内服姜、桂辛温之剂，转阴为阳，此妙理也，倘错认其候，或宣或下、或以寒凉围贴，毒不能出，势必内攻，变症百出，死生反掌。又有一种大毒，初起痒入骨髓，口渴饮水，呕吐不食，似阴非阴，似阳非阳，最恶之候，不遇良医，混投以败毒凉药，血复受寒，肌肉变黑，遂成危殆，良可痛也。虽治毒，旧有汗、下二法，然下之当止救目前之急，溃后必难收口，若下之不当，则为害不小矣，慎之慎之。至于疔肿，惟以菊花一味，夏苗冬根捣汁酒服，未有不轻者也。

————————

① 既则：恐为"继则"。

306

治法主意：恶毒惟以内托，解毒勿用凉药。

肿毒主方

荣胃返魂汤[①]又名通顺散，又名何首乌散

何首乌不犯铁　当归　木通去皮尖　赤芍药炒　白芷不见火　茴香炒　土乌药炒　陈枳壳面炒，若恶心加姜汁炒　甘草

上方止此九味，各等分，水酒汤使，随证用之，水酒相半亦可，惟流注加独活，每服四钱，病在上食后服，病在下食前服。此药扶植胃本，不伤元气，荡涤邪秽，自然顺通，不生变症，真仙剂也，凡流注、痈疽、发背、伤折，非此不能效，至于救坏病，活死肌，弭[②]患于未萌之前，拔根于既愈之后，中间君臣佐使，如四时五行更相迭旺，随症加减，其效无穷，何则此药大能，顺气匀血故也。夫气，阳也，血，阴也，阳动则阴随，气运则血行，阳滞则阴凝，气弱则血死，血死则肌死，肌死则病未有不死者矣，必调其阳，和其阴，然后气血匀，二者不可偏废。只调阳不和阴，则气耗而血凝，肌必不活，如五香连翘之类是已，只和阴不调阳，则血旺而气弱，疾必再作，如内补十宣之类是已，然二药亦须参用，不可执一为妙。

用法列之于下：

---

① 荣胃返魂汤：据前文，当为荣卫返魂汤。

② 弭：音米，消除意。

一发背既久不愈，乃前医用凉药过也，凉药内伤其脾，外冰其血，脾主肌肉，脾既受伤，饮食必减，血为脉络，血一受冰，气复不旺，肌肉糜烂，宜于此方中去木通，少用当归，倍加厚朴、陈皮，盛则用家传对金饮子，又盛则加白豆蔻之类为妙。

一凡治流注，可加独活，流注者，气血凝滞，气滞则血注，此药可以动荡一身血脉，血脉既动，流注何有。

一流注起于伤寒，伤寒表未尽，余毒流于四肢经络，涩于所滞，而后为流注也，如病尚有潮热，则里邪未散，此方中可加升麻、苏叶，如服此而热不退，可加干葛，如有头疼，加川芎，并用姜水煎，如无潮热，可用水酒相半煎，酒大能行血生气故也，气生血行病愈可也。

凡痈疽初萌，必气血凝滞所成，为日既久，则血积于所滞，而后盛作，故病人气血盛者，此方中减当归，多则生血，发于他所，再结痈肿，生生不绝，斯乃秘传，医者少知也。

一凡痈疽生痰，有二证，一胃寒生痰，此方中加半夏，健脾化痰，二热郁而成风痰，此方中加桔梗，以化咽膈之痰，并用生姜和水酒煎。

一凡脑发背，发在上者，此方中可去木通，恐导虚下元，为上盛下虚之病，难于用药，老人虚弱者，尤宜去之。

一凡病人有泻者，不可便用此方，宜先用止泻药，白矾生用为末，溶开，黄蜡为丸，米饮下三十丸，俟泻止，方用此药。盖人身以血气为主，病痈之人，气血朝聚一处为脓，若脏腑不固，必元气泄，而血愈寒，难愈，此药大能顺气故也。

一此药丸、散、末皆可，水酒汤使，临时裁度用之，病者如有热痰咳嗽，贵人应加木香，富沉香，贫苏叶汤皆可，下丸用蜜剂。

一此方非但治痈疽、发背、伤折，至于男子妇人疝气，血气皆可用，屡获效矣。有一妇人，患气疾五年，发时只是块痛，呕逆水浆不下，一发便欲死，用此药为丸，木香汤下，一服呕止，再服气顺，疾遂愈。

一凡伤折，皆不脱此方，但加减有瘥，如寻常打破伤损，或伤心胞并皆治之。在头上则去木通、枳壳，加川芎、陈皮，常用加丁皮、苏叶，能活血，加破故纸、五灵脂能破宿血，水煎熟，用浓酒一盏侵入，候再沸，却入大黄末，空心服之，如通顺，药只四服，先二服中入大黄，后二服不必用。

一经年腰痛，加萆薢、玄胡索，以酒煎服。

一脚气，加槟榔、木瓜、穿山甲，水煎服之。

一宿痰失道，凡胸背头项腋胯腰腿手足结聚肿硬，或痛或不痛，急于此方中加南星、半夏等药以治之。

一肚肠内痈，宜服十宣散，与此方相间用之，并加忍冬藤，此药最治内痈，但当审其虚实，或通或补，补须用附子，通则用大黄，如不明虚实，则此方亦自能通顺，十宣自能内补，可无他变也。

蟾酥解毒丸

蟾酥二钱，酒化　轻粉五分　枯矾　寒水石煅　铜绿　乳香　没药　胆矾　麝香各一钱　雄黄二钱　蜗牛二十一个　朱砂三钱

以上各为末，称准于端午日，在净室中先将蜗牛研烂，再同蟾酥和研稠粘，方入各药，共捣极匀，丸如绿豆大，每服三丸，用葱白五寸，患者自嚼烂，吐于男左、女右手心，包药在内，用无灰酒送下，盖被出汗为效，甚者再进一服，修合时忌妇人鸡犬等见。

十全大补汤见中风

异授真人活命饮

治一切恶毒疔肿如神。

穿山甲三片，拌蛤粉炒，去粉不用　天花粉　甘草节　白芷　赤芍　贝母　防风　乳香各一钱　没药　皂角刺各五分　当归在头用头，在身用身，在四肢用尾　陈皮各一钱五分　金银花三钱

若在背角刺为君，在腹赤芍为君，在胸加瓜蒌仁二钱，在四肢金银花为君，如疔疮加紫河车三钱，如无河车，即加金绵、重楼，剉一剂，用好酒二碗煎一碗，温服，煎法须用瓶，以纸密封瓶口，勿令泄气，服时看疮之上下，饥饱服之，能饮者，药后再饮数杯，此药不动脏腑，不伤元气血脉，忌酸物铁气，服后睡觉痛生即回矣，其神功浩大不可臆度，常服于未溃之先。

附效方

神授卫生汤

治一切痈疽未成者即消，已成者即溃能宣风行瘀，活血解毒，消肿疏通脏腑，药性平和，功效甚速。

羌活八分　防风　白芷　川山甲土炒，研　沉香　红花　连翘　石决明煅，各六分　金银花　皂角刺　归尾　甘草节　花粉各一钱　乳香五分　大黄酒拌炒，一钱，脉虚便利者不用

水二碗煎八分，病在上部，先服药随后饮酒一杯，病在下部，先饮酒一杯随后服药，以行药势。

内消散

治一切无名肿毒，能令内消，化毒为黑水，从小便而出。

金银花　知母　贝母　天花粉　白芨　半夏　川山甲　皂角刺　乳香各一钱

酒、水各一碗，煎八分，随病上下食前后服之，药渣捣烂加芙蓉叶细末一两，白蜜调敷一宿自消。

内固散

服此预防毒气内攻，以免变症。

茯苓　辰砂　人参　玄明粉　白豆蔻　甘草　乳香明雄黄各二钱　冰片一钱　真绿豆粉六钱

上为细末，每服一钱五分蜜汤调下不拘时候。

托里散

凡毒已成，不得内消者，服此以托之。

人参　川芎　白芍　黄芪　当归　白术　白茯苓
金银花各一钱　白芷　甘草　皂角刺　桔梗各五分

水二钟煎八分，食远服，脾弱者去白芷倍人参，下部加牛膝。

回阳三建汤

治阴疽发背起，不疼不肿，不热不红，硬若牛皮，坚如顽石，十日外，脉细身凉，肢体倦怠，或根脚平散，软陷无脓，又皮不作腐，手热足冷者，急宜服之。

附子　人参　黄芪　当归　白术　茯苓　枸杞　陈皮　萸肉各一钱　木香　甘草　紫草　厚朴　苍术　红花　独活各五分　煨姜三片　皂角　树根上白皮二钱

水二碗煎八分，入酒一杯，随病上下食前后服之，服后手足温暖，疮毒发热，掀肿疼痛，是药之效，再以别法治之。

三香定痛饮

木香　黄芪　紫蓟　人参　厚朴　甘草　桔梗　官桂　乌药　当归　白芍　白①芷　川芎　防风　乳香　没药

上用姜三片，枣二枚同煎，食后服。

千金内托散

当归　芍药　白芷　川芎　羌活　桔梗　穿山甲焙

---

① 自前"忌酸物铁气"至此本无，今据清康熙四十九年庚寅（1710）周氏向山堂刻本补。

皂角刺_{烧存性，各一钱}　连翘_{一钱二分}　人参　官桂_{各七分}
黄连　甘草_{各五分}

水煎食远服，此方妙在用人参、官桂，庸医不知而误去之，即无效矣。

奇验灸法

治无名肿毒初起，灸之立愈，取公鸡粪不拘多少，收起晒干，研为细末，临用时拌入真蕲艾内，丸如黄豆大，每于疮顶上灸数壮，不必以火至根，又换一丸，灸之初起即时消散，神验。

飞龙夺命丹

治一切疔疮肿毒、恶疮神效。

蟾酥_{二钱，酒化}　血竭_{一钱}　乳香_{二钱}　没药_{二钱}　寒水石_{一钱}　雄黄_{三钱}　轻粉_{五分}　胆矾_{一钱}　麝香_{五分}　铜绿_{二钱}　蜗牛_{二十一个}　朱砂_{一钱，为衣}　冰片_{三分，如无亦可}　蜈蚣_{一条，去头足，金黄头、黄肚、黑背、肥者为雄，用之，细者、红头、白肚为雌，不用}

上为末，将蜗牛研为丸，如绿豆大，蜗牛少，不彀①和药，以酒打糊为丸，每服二丸，服法同蟾酥解毒丸。

梅花五气丹

治一切脑疽、背痈、疔肿，药到毒除，如汤泼雪。

梅花片　当门麝_{各五分}　轻粉　辰砂_{各六分}　乳香

------

① 彀：同够。

没药　瓜儿衄　明雄黄各一钱　真蟾酥预于端午前寻之，至午日取酥二钱，用头生乳调膏

上药各研极细，对准分数，于端午日辰时制度候至午时，将上药九味和入蟾酥膏内，向日丸之如茄种大，一时内晒干，用川椒二十七粒、灯心二十七段同药收入磁瓶内养之，以蜡封口，不泄药气为妙。凡遇恶疮大毒，取出一粒，先食饱，用无根水漱净口内，再含水一口，少顷待温，用葱白五寸同水嚼烂咽下，随将药饼安入舌下，睡于暖处以被覆盖，药化苦水徐徐咽之，毒势大者，二三饼亦可，药尽汗淋，诸病如失，如冬月难汗，嚼后将葱白汤催之，若失治入里，人昏沉者，不能依法，急用连须葱白五段，煎酒一杯，研药五饼灌之，即便甦醒，此外科第一奇方也。

神灯照全方

佛乘卢万钟曰，余治痈疽、发背，无分阴阳，不用宣下之剂，不敷败毒之药，使毒气疏畅，百用百效。一入病家，先用蟾酥点舌丹拘毒，不令走衃，次服漏芦汤，开其腠理，毒随汗散，外以神灯拈照之，毒得照提，随火而出，照之久，其毒尽散，轻者自平，毒甚肉腐，照久自化为脓，不砭、不穿，近世用此法有不效者，以外科诸书失漏芦汤方故也。脓出后内塞以白玉膏，外贴以太乙膏，此五法，最稳当者，如法循序而行，何患痈疽不愈哉。

今将各方开列于下：

314

点舌丹

真蟾酥三钱，乳浸　　真麝三分　　蜈蚣三条，炙，去头足
穿山甲三钱，土炒成朱　　全蝎　　僵蚕炒去丝　　蝉退　　明雄黄
朱砂各一钱　　乳香　　没药各枯五分

共为细末，用乳浸，蟾酥捣为丸，绿豆大，每至病
家，先用二丸置病人舌下，顷刻口舌觉麻，将葱白三寸
入病口嚼烂，吐在手心，男左女右，将药三丸包于葱
内，用无灰热酒送下，急煎漏芦汤服，外用神灯照之，
但疔毒一症，有急疔已走，细看疔上有红筋一条，或上
或下①，即于红筋尽头以针挑破，纳药一丸于针眼上，
膏药盖定，其疔自回原处。春夏秋，急寻菊叶，冬寻菊
根，同葱捣烂裹吞下，用神灯照之。

漏芦汤主方

如治便毒加猪苓、泽泻煎服。

漏芦　　紫花地丁　　荆芥　　当归　　连翘　　薄荷　　白芷
升麻各一钱

在上部加川芎、桔梗，面上加蔓荆子，中部依本
方，下部加牛膝、木瓜、薏苡仁，如红肿势凶，大便秘
结，加大黄三钱、麻黄三钱、甘草四分，水二钟煎八
分，热服出汗，大便不秘，减大黄钱半，次日红肿尽
退，只用神灯照之，若红肿未退，依主方加大黄、麻黄
各钱半、甘草一钱，服后肿消，止服，若红肿未尽，主

---

① 下：借指下方漏芦汤。

药及加药各一钱五分，煎服，无不效者。

神灯照

治对口发背、脑鬓、肚疽、乳痈、囊痈、腿毒、疗毒，一切不识恶疮并效。

真血竭　大朱砂　明雄　真没药各一钱　真麝二分

各为细末和匀，用绵纸裁条，长六寸，阔三指，入药三分成拈，真麻油浸透，将患人坐定燃拈，离肉半寸，周围照之，即外旋内至中央，猛力向外一提，次次如法，毒小照二三拈止，势大照五七拈止，每日照二次，不拘日数，轻以毒散止照，若势已成脓，以脓出肿消止照，如脓出红肿未退，宜连服漏芦汤，尚不可止照，直待红肿消尽方止，脓水洗尽，以白玉膏摊黑膏药，中心贴之，腐肉自化，新肌自生，肿痛自减。若是阴疽，照后肿疼必甚，此阴变为阳，起死之验，慎勿疑是火毒之过，亦勿以为庸，常弃之，虽凶毒，亦可回生。

太乙膏

贴诸疮，治诸病，有引载于古方未录。

生地黄　玄参　白芷　当归　赤芍　大黄　肉桂真天竺者，各一两　黄丹飞制，净十二两

上为咀，用麻油二斤，浸三日，文武火熬黑枯，滤净油，再入锅，下前丹，文火熬，槐柳条急搅以滴成珠为度，入瓶埋土中七日，去火毒，取出纸布任摊，中涂白玉膏药贴之，重论前症，经云"若见小异，必当大

316

惊"，又云"外貌如钱，里可着拳"，盖谓毒之初发，若火之始燃，其焰虽微，已有燎原之势，所用神灯照法，当看势之大小，自毒外照起，渐次入里，旋至中央，用力向外一提，其灯必灭，即当剪去燃过灯煤，重燃再照，条条次次，皆如此法。照过一次，其毒上皮觉有绉[①]形，一日二次，照过二三日，以手按毒，毕竟麻木不觉是毒矣，势如拳大者，照久毒收于中，及脓出时，不过如钱而已。凡看毒，若皮软大热，以手按下，手起即复，定是有脓，恐皮厚，一时难穿，不妨从权，用针砭穿，亦不疼痛，脓出后即以太乙膏内涂，白玉膏紧对疮口贴之，疮口自不生合，任其脓出，毒尽肌肉渐生，自然平满，不必多方，始见神异，其不惮反覆重论者，恐人不曰燃火方能散毒，反曰能助毒，或惯用敷药，或照不如法而少效，皆弃之不用，不独辜吾至念，反将有用之奇方置诸无用矣，高明详察焉。

去腐白玉膏

专贴结毒、粉毒、疳蚀、烂臁，一切痈疽顽疮。

腊月取猪板油切碎，锅熬勿焦，去渣，凝后始白，用四两　黄蜡净者化开倾磁盘内，露二三夜自白，用一两　白蜡净者一两　真铅粉二两　龙骨　螵蛸　象牙末　凤凰退焙黄　鸡内金不见水阴干，焙　乳香　没药各去油　真轻粉　蜗牛焙　水银各一钱　白粉霜升打法在前　冰片二分

---

① 绉：同皱。

各俱研细，樟脑研末，放铜盆内，以大碗盖定，湿绵纸封口上，用生面调糊，厚涂纸上，以微火离盆底拳高，少顶冷定，取升上碗者，用四钱先将猪油入铜锅内，重汤煮化，授黄、白蜡，次下铅粉搅匀，离火方下龙骨等味，待将凝，下水银，急搅，缓则沉底，末下樟片，再搅极匀，磁罐收固，每用少许，摊于黑膏药中心，腐肉自化，条条片片粘聊，而下方见神功。

收口红宝膏

专治顽疮结毒，去疗长肉，收口如神。

松香一两　大麻仁三钱　银朱　乳香　没药俱枯各三钱　轻粉一钱

先将麻仁捣烂，次下松香，再捣成膏，方入众药捣千余下，磁罐装，重汤顿化，每用少许，填疮口内外，以黑膏药固之。

护心散

大凡患痈疽者，见食恶心，即是毒气攻心矣，急宜服之。

真绿豆粉二钱　乳香末一钱

共研酒调服之，伤寒流注、冷毒痈肿，或误用凉药医坏，已成附骨疽者，用醋煮桑叶，同葱加蜜捣为膏，敷上半日后发痒，痒后方疼，变为好症，始用前方治之。

观音露

治诸般恶毒疮疽[①]。

用小虾蟆骨独装酒瓶内，入皮硝四两，埋阴处四十九日，取出化为水，遇肿毒着笔粘水，从外肿密圈至中，即结一红疱，针刺出血，立愈，且奇速惊人。

又一方

清明日取蝌蚪，即虾蟆鲇，用大毛竹筒两头留节，节上开一小孔，装蝌蚪，入竹内，又将朱砂一两五钱、雄黄五钱、真麝香五分，共装入竹内，以桐油灰如捻船封固，不可泄气，放在厕内，三七之期开筒，取汁水，并朱砂、雄黄、麝香，研细入磁罐内，收藏。凡遇患者，将新羊笔涂上即愈，如药干疮好，仍扫前药入罐后用。

治发背及无名肿毒仙方

用白蔹一味二两，㕮咀或为粗末，以好酒煎熟去渣，空心服下，其疮即促起，亦不疼痛，捺着如棉絮，总不疼也，即有头出些紫血，即愈，真奇秘仙方也。

治各样肿毒敷药方

治乳痛尤效。

无名异　大黄　生白矾

各等分，共为末，醋调敷患处极效。

---

① 疮疽：恐为"疮疽"之误。

治便毒方

皂角刺_{生用五钱,炒熟五钱} 穿山甲_{火煨,}一两 白矾一

两

炼蜜为丸,空心好酒送下三钱,服一次其毒即内消
也,即成脓亦从大便而出也。

治便毒内消神方

用蜈蚣三条瓦上焙焦,研为细末,再用黄蜡三钱,
咬咀如绿豆大,二味拌匀,五更空心用头生酒,照量将
前药一次服下,出汗为度,遍身隐隐,发出红斑,如刮
沙样者,是其验也,其毒即渐渐内消,后亦不发疮,诚
验过仙方,如未愈,再服一次,壮实者可服得三次,无
不愈也。

医林绳墨大全卷之九终

出版说明

　　中医古籍文献是中医药学继承、发展、创新的源泉，然而，中医古籍文献的整理研究工作，特别是对珍本古医籍全面系统的挖掘、整理研究工作一直较为薄弱。所以，《中医药事业发展"十一五"规划》明确提出："系统开展文献整理研究，重点对 500 种中医药古籍文献进行整理与研究。"基于此，我社策划了"100 种珍本古医籍校注集成"项目，重点筛选出学术价值、文献价值、版本价值较高的 100 种亟待抢救的濒危版本，珍稀版本以及中医古籍中未经整理排印的有价值的，或者有过流传但未经整理或现在已难买到的版本，进行点、校、注的工作，进而集成出版。

　　珍本古医籍整理出版是中医药继承创新的基础，是行业发展的必需。对中医古籍文献的整理出版工作既可以保存珍贵的中医典籍，又可以使前人丰富的知识财富得以充分的研究与利用，广泛流传，服务于现代临床、科研及教学工作。为了给读者呈献最优秀的中医古籍整理作品，我社组织权威的中医文献专家组成专家委员会，选编拟定出版书目；遴选文献整理者对所选古籍进行精心校勘注释；成立编辑委员会对书稿认真编辑加工、校对。希望我们辛勤的工作能够给您带来满意的古籍整理作品。

"100种珍本古医籍校注集成"项目得到了国家中医药管理局、中国中医科学院有关领导和全国各地的古籍文献整理者的大力支持，并被列入"十二五"国家重点图书出版规划项目。该项目历时两年，所整理古医籍即将陆续与读者见面。在这套集成付梓之际，我社全体工作人员对给予项目关心、支持和帮助的所有领导、专家、学者表示最真诚的谢意。

中医古籍出版社

2012年3月